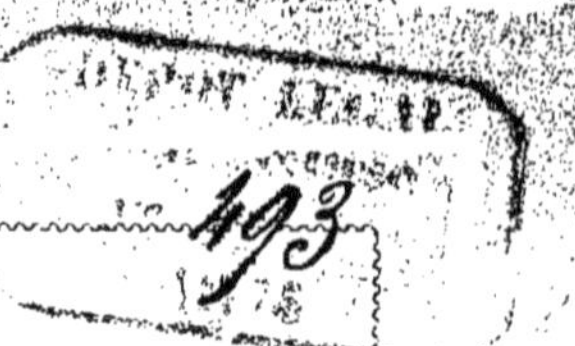

# DES PROPRIÉTÉS PHYSIOLOGIQUES

DU

# BROMURE DE CAMPHRE

(CAMPHRE MONOBROMÉ DE WURTZ)

ET DE SES USAGES THÉRAPEUTIQUES

PAR

**Louis PATHAULT**

Docteur en médecine de la Faculté de Paris.

PARIS

ADRIEN DELAHAYE, LIBRAIRE-ÉDITEUR

PLACE DE L'ÉCOLE-DE-MÉDECINE

1875

DES PROPRIÉTÉS PHYSIOLOGIQUES

DU

# BROMURE DE CAMPHRE

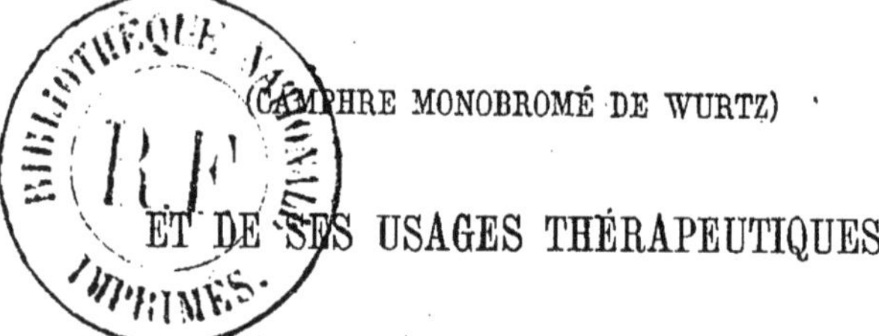


(CAMPHRE MONOBROMÉ DE WURTZ)

ET DE SES USAGES THÉRAPEUTIQUES

PAR

**Louis PATHAULT**

Docteur en médecine de la Faculté de Paris.

---

PARIS

ADRIEN DELAHAYE, LIBRAIRE-ÉDITEUR

PLACE DE L'ÉCOLE-DE-MÉDECINE

1875

# DES PROPRIÉTÉS PHYSIOLOGIQUES

DU

# BROMURE DE CAMPHRE

(CAMPHRE MONOBROMÉ DE WURTZ)

ET

# DE SES USAGES THÉRAPEUTIQUES

> Il faudra être bien convaincu que dans des sciences encore aussi peu avancées que le sont la physiologie et la médecine, le point principal est d'indiquer ou d'ébaucher une question nouvelle.
>
> Cl. Bernard. *Leçons sur les substances toxiques et médicamenteuses.* Avant-propos.

## CHAPITRE I.

### Historique.

Le *bromure de camphre* a été découvert et décrit en 1862 par Swartz (1) (de Gand), puis étudié de nouveau par M. Perkin (2) qui l'obtint par un procédé différent de celui qu'avait employé M. Swartz.

M. Deneffe (de Gand) l'introduisit le premier dans la thérapeutique. Il en fit prendre 3 ou 4 grammes par jour, sous forme pilulaire, à un malade atteint de *delirium tremens* (3). Se fondant sur ce cas et sur quelques autres inédits, il an-

(1) *Institut*, 1862, p. 63.
(2) *Chem. Soc. Journ.*, t. XVIII.
(3) *Presse médicale belge*, 1871, p. 405.

nonça que ce nouveau médicament était « un excellent sédatif du système nerveux. »

M. Hammond (de Philadelphie), ayant eu connaissance du fait précédent, s'adressa à M. Maisch, professeur du Collége de pharmacie de Philadelphie, pour la préparation du bromure de camphre. Après les plus grandes difficultés, M. Maisch obtint sous forme de beaux cristaux, « libres de la plus légère teinte jaune, » le médicament que M. Hammond administra à quatre malades atteints d'affections nerveuses. Les résultats lui parurent encourageants et il les publia dans le *New-York medical Journal* (may 1872).

En France le bromure de camphre a été étudié par l'un des élèves les plus distingués de l'Ecole de la Salpêtrière, M. le Dr Bourneville. Il communiqua à la *Société de Biologie* (1) les résultats de vingt-cinq expériences entreprises sur des cochons d'Inde et des chats, dans le but de savoir quelles étaient les propriétés physiologiques de ce nouveau médicament. Dans ses expériences, il se servit de bromure de camphre obtenu pour la première fois en France dans le laboratoire de M. Chevreul (Muséum), par M. le Dr Clin. Peu après, M. Bourneville a publié dans *The Practitioner* (août 1874, vol. XIII, p. 113) quelques autres expériences, complément de son travail, ainsi qu'un résumé de ses premiers essais thérapeutiques faits à la Salpêtrière (2). M. le Dr Lawson, médecin assistant à *West Riding Asylum*, ayant eu connaissance des recherches de notre compatriote, voulut les vérifier et publia à son tour une note intéressante dans *The Practitioner* (1874, vol. XIII, p. 324). Les expériences furent faites sur des lapins : l'expérimentateur anglais est arrivé, à quelques nuances près, aux mêmes résultats que M. Bourneville.

L'élimination n'avait pas encore été étudiée. Dans le but d'élucider cette question, nous nous sommes soumis à l'usage du bromure de camphre et nous avons confié les analyses d'urine à M. le Dr Rabuteau. Les quelques résultats que nous avons obtenus ont été communiqués en notre nom, par M. le Dr J. Renaut, à la *Société de biologie* (3). M. Raymond dans une

(1) Séance du 13 juin 1874.

(2) Les parties principales de ce second mémoire ont été reproduites dans le *Progrès médical*, 1874, p. 456.

(3) Séance du 14 novembre 1874.

des séances suivantes de la même société (1) a relaté l'histoire de deux malades, l'une du service de M. Vulpian, l'autre du service de M. Gombault, et a rapporté l'amélioration remarquable, obtenue dans ces cas, à l'intervention du bromure de camphre.

M. le professeur Gubler (2), à propos d'une communication de M. Trasbot à la *Société de thérapeutique*, communication concernant l'emploi du bromure de camphre dans les affections nerveuses des chiens, a déclaré que dans plusieurs cas où l'indication de ce médicament lui paraissait très-nette, il n'avait eu que des résultats négatifs. Il s'est engagé à ce sujet, entre plusieurs membres de la Société, une courte discussion que nous utiliserons plus loin.

M. le Dr Mathieu, contrairement à M. Gubler, a employé avec succès le bromure de camphre et il a consigné dans la *Tribune médicale*, (1875, p. 159), une observation où selon lui l'action curative du médicament ne saurait être mise en doute. Nous citerons encore une revue de M. Huchard (*Union médicale*, 1874, p. 642), deux notes de M. Bourneville (3) une autre de M. le professeur Tommasi insérée dans *Il Morgagni* (décembre 1874); un récent mémoire de M. Lawson (4). Ce savant médecin, tout en se montrant réservé quant à l'administration du nouveau médicament en raison des difficultés pharmacologiques, arrive à conclure que c'est un sédatif du système nerveux et un hypnotique puissant. Actuellement le bromure de camphre est à l'étude dans un grand nombre d'hôpitaux de Paris, et peu à peu on parviendra sans doute à mieux connaître son action et les indications de son emploi. Nous terminons là ce court aperçu historique dont le but était de fixer les dates des principaux travaux faits jusqu'à ce jour sur ce sujet.

---

(1) Séance du 26 décembre 1874.
(2) *Journal de thérapeutique*, 1874, p. 870.
(3) *Progrès médical*, 1874, p. 641, et 1875. p. 45.
(4) *The Practitioner*, avril 1875.

## CHAPITRE II.

### Physiologie.

La question des propriétés physiologiques du bromure de camphre, loin d'être complétement élucidée, est encore à peine ébauchée. Aussi, cette seconde partie de notre travail ne constitue-t-elle qu'une pierre d'attente pouvant être utilisée par ceux qui, plus tard, voudront poursuivre les investigations commencées sur ce sujet. Il existe, en effet, trop de lacunes pour que, des recherches entreprises jusqu'à ce jour, on puisse tirer des conclusions absolument certaines.

Nous allons passer successivement en revue les modifications apportées par le bromure de camphre sur : La circulation, — La respiration, — La température. — La question de l'élimination sera ensuite étudiée. — Enfin, dans un dernier paragraphe, nous indiquerons les divers autres troubles physiologiques.

*Circulation.* — 28 centigrammes de bromure de camphre, injectés à un jeune cochon d'Inde, suffirent pour faire descendre en trois heures de 160 à 108 le nombre des battements du cœur. Cet abaissement fut graduellement croissant pendant dix-huit heures, et vingt-quatre heures après, le nombre des pulsations n'avait pas atteint celui qui avait été constaté au début de l'expérience. Chez un second cochon d'Inde, M. Bourneville porta la dose à trente centigrammes : un quart d'heure suffit ponr diminuer de dix le nombre des battements du cœur de l'animal. Douze heures après les battements du cœur atteignent le minimum des pulsations, qui vingt-quatre heures après ne sont pas encore revenues au chiffre normal. Lorsque la dose injectée est mortelle, les résultats sont encore plus frappants : cinquante centigrammes ont amené chez un jeune chat une diminution de près de cent pulsations. Il en fut de même chez un chat plus gros dont les pulsations furent réduites de 188 à 80, cinquante-huit heures après l'injection de soixante centigrammes de bromure de camphre (1). Dans aucune expérience un fait contradictoire ne se présenta.

Lawson dans son premier mémoire arrive à des résultats identiques. Il injecte 4 grains (18 centigrammes) de bromure de camphre à un lapin dont le nombre des pulsations diminue de vingt. — Dix grains (45 centigrammes) injectés à un autre lapin pesant 1,543 grammes réduisent en trois heures les battements du cœur de 178 à 150. D'autres lapins, dit Lawson, furent semblablement traités avec de semblables résultats. De nouvelles expériences, consignées dans son dernier mémoire, ne font que confirmer les résultats déjà obtenus. Lawson injecta par le rectum 24 grains de bromure de camphre à un gros lapin. Les pulsations, qui, au début de l'expérience, étaient de 150, devinrent très-faibles, presqu'imperceptibles. Mais leur nombre augmenta au début de l'expérience pour diminuer ensuite, puisque, au bout d'une heure, on n'en trouve plus que 90. Son mémoire contient encore d'autres expériences. Dans tous les cas, le nombre des pulsations fut diminué. Nous croyons que le nombre des expériences de MM. Bourneville et Lawson qui se montent à plus de cinquante, et ont été faites avec toute la rigueur scientifique voulue, ont suffisamment éclairci un premier point des propriétés physiologiques du bromure de camphre, à savoir : son influence sur la circulation. La conclusion que l'on peut en tirer est que le bromure de camphre abaisse le nombre des pulsations cardiaques, que cette réduction des pulsations est d'autant plus rapide que la dose injectée a été plus forte.

Lawson remarqua que chez l'homme soumis à l'usage du bromure de camphre, le nombre des battements du cœur diminuait. Lorsque nous nous sommes soumis à l'usage du bromure de camphre nous n'avons pas observé cette particularité. C'est donc là un point à vérifier.

---

(1) Il est évident qu'il faut tenir compte de l'émotion produite sur les animaux par l'expérimentation et qui a pour effet d'augmenter tout d'abord le nombre des respirations et celui des pulsations. Mais, ainsi que l'a fait remarquer M. Bourneville, on peut prendre pour terme de comparaison le pre-

Nous avons nous-même répété sur 12 cochons d'Inde les expériences de MM. Bourneville et Lawson, sans avoir à relever aucun fait contradictoire. Nous avions gradué les doses de telle sorte qu'aux quatre premiers, nous avons injecté 20 centigrammes ; aux quatre autres, formant une seconde série, 30 centigr. ; aux quatre derniers, 40 centigr. Les animaux de ce troisième groupe sont morts environ vingt heures après, car l'heure à laquelle ils ont succombé n'a pas été consignée, la terminaison fatale ayant eu lieu pendant la nuit. Nos observations se sont bornées à mentionner le nombre des battements cardiaques, des mouvements respiratoires et de la température.

Ce serait nous exposer à des redites fastidieuses que de donner le détail de ces expériences qui, nous le répétons, confirment celles de MM. Bourneville et Lawson,

Des *troubles vaso-moteurs* ont été aussi observés. Les vaisseaux des oreilles chez les animaux soumis aux expériences ont diminué de calibre, devenant, dit M. Bourneville, à peine perceptibles. Lawson chez un lapin auquel il avait injecté 24 grains de bromure de camphre, dit que les veines de la base de l'oreille, dont le calibre était d'un 16e de pouce, n'étaient plus perceptibles une heure après, alors que les mouvements respiratoires et les battements du cœur étaient réduits au chiffre minimum observé pendant l'expérience.

Nous nous garderons bien de faire entrer en ligne pour la valeur thérapeutique du médicament. cette action vasomotrice. Nous nous souvenons trop pour cela des sages conseils que donne M. le professeur Vulpian dans la préface de ses remarquables leçons sur l'appareil vaso-moteur lorsqu'il s'exprime ainsi : « En thérapeutique ou en toxicologie que d'assertions téméraires ! Le sulfate de quinine a une influence favorable sur la fièvre intermittente parce qu'il agit sur les nerfs vaso-moteurs ; la strychnine détermine des convulsions parce qu'elle provoque une dilatation des vaisseaux de la moelle épinière ; l'opium est soporifique parce qu'il fait resserrer les vaisseaux de l'encéphale ; le bromure de potassium n'exerce son action dépressive sur le

---

mier chiffre noté quand l'animal est déjà sous l'influence du *bromure de camphre* et par conséquent indifférent à toute espèce d'émotion.

système nerveux que par son influence sur l'appareil vaso-moteur ; et ainsi de suite pour toutes les substances toxiques et médicamenteuses.

J'ai toujours lutté, pour ma part, poursuit M. Vulpian, contre cette déplorable tendance à appliquer d'une façon prématurée à la pathologie les données encore incertaines de la physiologie expérimentale. La plupart des assertions qu'on émet ainsi, sans aucune espèce d'esprit critique, sont d'ailleurs absolument dénuées de preuves. Ce sont des conceptions de cabinet, comme chacun peut en imaginer à plaisir. Et il serait même facile de prouver que les actions vaso-motrices attribuées à tel ou tel médicament, ou à tel ou tel poison par des médecins qui n'ont jamais fait la moindre expérimentation sérieuse par eux-mêmes, sont souvent le contraire de ce que la physiologie nous révèle » (1).

*Respiration.* — Dans sa troisième expérience, M. Bourneville nota que chez le chat auquel on avait injecté 25 centigrammes de bromure de camphre, la respiration tomba de 60 à 44 en une heure.

Dans d'autres expériences faites sur des chats, le même fait se reproduisit, mais moins rapidement. Chez un cochon d'Inde (*Exp.* VI) auquel la dose injectée avait été mortelle, la respiration descendit de 44 à 16 en trois heures.

Lawson, de son côté, dit que la respiration diminua de 18 inspirations par minute chez son premier lapin, et chez un second pour lequel la dose injectée a été mortelle, le nombre des respirations diminua de plus de moitié. Il en fut de même dans ses autres expériences. Dans son second mémoire, il rapporte plusieurs autres observations qui confirment les premières. Le bromure de camphre, en abaissant la respiration, la trouble-t-il dans son rhythme, c'est ce qu'on ne saurait dire, car ni M. le Dr Bourneville, ni M. Lawson ne se sont préoccupés de cette question. Pourtant il est probable que si l'inspiration ou l'expiration eussent été saccadées, ce fait n'eût point échappé à deux observateurs aussi distingués. Il est donc probable que le bromure de camphre agit seulement sur le nombre des inspirations. — Dans les observations prises

---

(1) Vulpian. *Leçons sur l'appareil vaso-moteur*. Paris, 1875.

sur les malades on ne signale pas ce fait. Je n'ai pas remarqué sur moi-même de troubles respiratoires. Peut-être les doses que j'ai ingérées étaient-elles insuffisantes pour produire les phénomènes observés chez les animaux. Lawson écrit que chez un homme auquel il administra le bromure de camphre, le nombre des inspirations fut diminué de une par minute, et après une seconde dose, la respiration qui était à 18 descendit à 16. Cette observation, quoique isolée, a cependant une certaine importance parce que les effets physiologiques observés chez les cochons d'Inde et les lapins ont été les mêmes. Il est probable que le bromure de camphre diminue le nombre des inspirations; en tout cas, on peut affirmer qu'il en est ainsi chez les animaux. En ce qui concerne l'homme, il est plus difficile de s'en assurer parce que, outre l'influence qu'exerce souvent l'observateur et les manœuvres qu'il emploie, on ne peut pas toujours examiner régulièrement la respiration dans les heures qui suivent l'administration du médicament.

*Température.* — M. le Dr Bourneville divise en deux groupes les expériences faites au point de vue de l'influence du bromure de camphre sur la température. Le premier comprend celui dans lequel les doses ont été non toxiques. — Chez un jeune cochon d'Inde auquel, pendant plus d'une semaine, 5 centigrammes furent injectés quotidiennement, la température fut abaissée, et l'abaissement oscilla entre 0°,9 et 2°,3. — Chez un chat, la température a diminué de 2°,2 en quarante minutes, et l'abaissement s'accentua de plus en plus sous l'influence de doses plus fortes.

Ainsi, chez le même chat qui avait servi dans l'expérience III, en quatre heures, la température tombe de 37°,9 à 34°, c'est-à-dire de 3°. Le pouls et la respiration diminuent en même temps : leurs tracés présentent donc la plus grande analogie.

La température, lorsque l'animal guérit, remonte lentement au chiffre normal qu'elle n'atteint qu'au bout de quinze heures chez le chat soumis à l'expérience.

M. Lawson obtint les mêmes résultats dans ses expériences. La température diminua de 1 degré en trois heures chez son premier lapin, et chez le second auquel la dose injectée avait été fort augmentée, en une heure, la température fut abaissée de 3°. Son second mémoire renferme de nouvelles expériences qui confirment les résultats précédemment relatés. — Quelques-unes d'entre elles offrent un intérêt particulier en ce sens que le bromure de camphre fut administré en lavement.

Dans les expériences où les doses injectées déterminèrent la

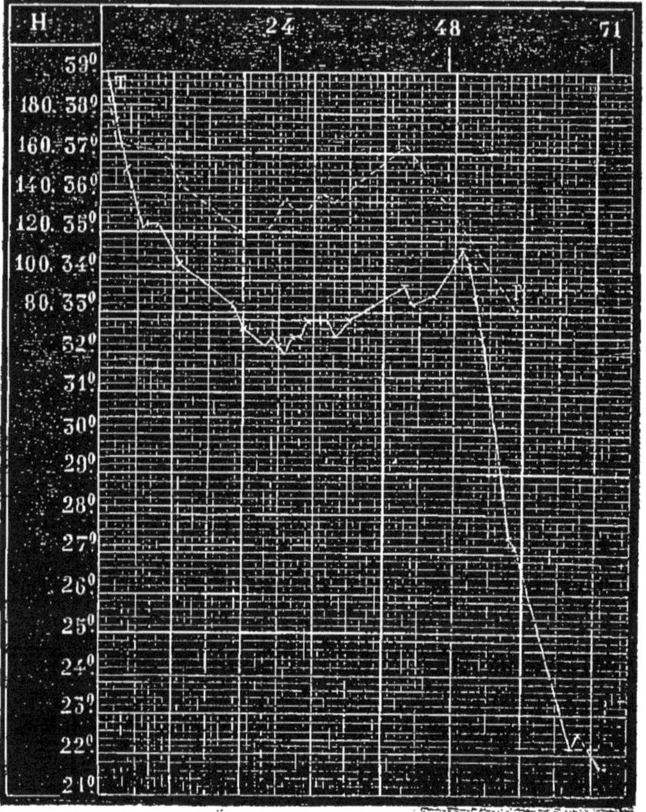


*Fig. 1.* H, heures. — T, température. — P, pouls. — Chaque ligne verticale répond à une heure. — Durée des accidents, 71 h.

mort, l'abaissement est très-considérable. Chez un chat âgé de six semaines, 50 centigrammes injectés abaissent la température de 39°,1 à 36° en une heure; l'abaissement continue encore, mais moins rapidement, pendant quinze heures elle atteint le minimum observé; alors elle remonte lentement, et quarante-trois heures après l'injection le chiffre observé était de 31°,8. La température, au moment de la mort de l'animal, ne fut pas prise. Mais, chez un chat auquel l'injection fut de 60 centigrammes l'abaissement fut évident. Cependant on remarqua, après une chute thermométrique assez rapide (38°,8 à 32°) en vingt-quatre heures, une élévation très-modérée et très-lente, puisqu'il fallut vingt-cinq heures pour que la température remontât de 32° à 34°, temps pendant lequel il y eut des oscillations ascendantes; enfin, après ces alternatives la température baisse franchement, régulièrement et, en vingt-quatre heures, elle descend de 34°,6 à 21°, chiffre qu'elle atteint soixante et onze heures après le début de l'expérience (*Fig.* 1).

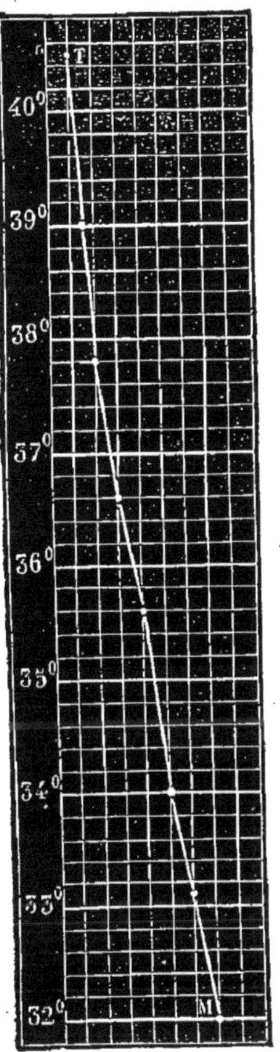

*Fig.* 2. T, température. Chaque ligne verticale répond à une heure.

Un abaissement aussi considérable de température est appréciable au toucher. Lorsque, en effet, on prend un cochon d'Inde, ainsi intoxiqué, le fait du refroidissement ne saurait vous échapper.

Lorsque la dose est toxique, il s'établit une lutte dont le thermomètre indique les péripéties par les oscillations qu'il manifeste, et lorsque la résistance de l'animal est vaincue, l'abaissement graduel continue et devient assez rapidement incompatible avec la vie, ainsi que cela se voit encore dans la figure 1.

Chez un autre chat, auquel M. Bourneville a injecté 66 centigr. de bromure de camphre, la température est descendue de 40°,5 à 32° en six heures (*Fig.* 2). Dans le cas où la dose peut être supportée par l'animal, le retour à la température normale se fait, mais lentement. Lawson a observé qu'en maintenant la température par la chaleur artificielle, l'animal se remet plus fa_ cilement ; il admet même qu'avec les doses rapidement fatales, la chaleur artificielle suffit pour sauver l'animal.

De ces faits il résulte : 1° *Que le bromure de camphre produit un abaissement considérable de la température chez les animaux*; 2° Que cet abaissement est proportionnel à la dose injectée (1).

*Elimination.* — Nous avons étudié l'élimination, lorsque nous nous sommes soumis à l'usage du bromure de camphre. Voici du reste la communication que nous avons présentée au mois d'octobre à la Société de Biologie :

5 *octobre.* — Nous avons pris, à 8 heures du matin, 4 dragées de bromure de camphre, de 10 centigrammes. Nous avons renouvelé la dose à 10 heures 1/2 du soir. Nous avons recueilli les urines dans des flacons différents en tenant un compte exact de l'heure à laquelle elles étaient éliminées. Afin de savoir combien de temps durerait l'élimination, nous n'avons pris que ces deux dates en 24 heures, et nous nous sommes contentés, ensuite, de recueillir les jours suivants 250 grammes d'urine éliminée le matin à 8 heures.

Voici les résultats obtenus (2).

Les urines éliminées à 2 heures du soir ont une coloration normale, leur densité est de 1025. Elles ne renferment ni albumine, ni sucre. Elles contiennent une petite quantité de brome, car la liqueur obtenue par le procédé (voir la note 2) se colore en jaune assez intense.

Les urines éliminées à 4 heures du soir ont une coloration normale. Densité 1025 ; ni albumine ni sucre. Brome en quantité appréciable ; coloration de la liqueur en jaune assez intense. Les urines éliminées à 11 heures du soir (ingestion de 4 dragées de 10 centigrammes à 10 heures) ont aussi une coloration normale ; densité 1024 ; ni albumine ni sucre ; colora-

(1) Si on compare la marche du pouls et de la température, on voit que les courbes qui représentent les données fournies par ces phénomènes offrent dans leur ensemble les mêmes variations.

(2) Dans toutes les expériences, les analyses ont été faites par M. le Dr Rambuteau, d'après un procédé qui lui est propre. Voici ce procédé : On verse 50 grammes d'urine dans une capsule de porcelaine et on y ajoute 40 à 50 centigrammes de potasse. On fait évaporer. Le résidu, chauffé au rouge, est traité par l'eau distillée, on filtre et on obtient ainsi un petit volume d'une liqueur claire comme de l'eau de roche, que l'on verse dans une éprouvette. On y ajoute un peu de sulfure de carbone et d'acide nitrique renfermant des vapeurs nitreuses qui décomposent les bromures en mettant le brome en liberté. On agite, et si la liqueur contient des traces de brome, elle prend une teinte rouge qui est d'autant plus foncée que la quantité de brome est plus considérable.

tion de la liqueur *beaucoup plus intense* que dans les analyses précédentes.

6 *oct.* Urine éliminée à 4 heures du matin, coloration normale, densité 1027; ni albumine ni sucre. La coloration de la liqueur est de la même intensité que dans la précédente analyse. — Urines éliminées à 8 heures 1|2 du matin. Densité 1027; rougit le papier de tournesol; ni albumine ni sucre. La liqueur offre une coloration jaune orange, moins intense que dans la précédente analyse.

7 *oct.* Urines éliminées à 8 heures 1|2 du matin. Densité 1025; elles rougissent le papier de tournesol; ni albumine ni sucre. La liqueur offre une coloration jaune orangé, très-légère : elle s'accentue en ajoutant un peu de chlorure de sodium.

18 *oct.* L'analyse ne donne que des résultats négatifs, il est impossible d'obtenir une coloration quelque faible qu'elle soit. L'élimination de 80 centigrammes de bromure de camphre a donc duré au moins 36 heures. La quantité de brome est d'autant plus grande que les doses ont été plus élevées, puisque dans l'analyse de l'urine éliminée le lundi soir 11 heures, la quantité de brome était plus considérable; de plus cette élimination s'est faite assez rapidement pour modifier la coloration une heure seulement après l'ingestion d'une nouvelle dose (4 dragées à 10 heures). La distillation de l'urine n'a donné que des résultats négatifs.

Le vendredi, 16 octobre, 420 grammes d'urine furent soumis à la distillation dans un ballon de verre, on y avait ajouté de l'alcool pour modérer la formation d'écume. La distillation a été poussée jusqu'à ce qu'il ne restât plus dans le ballon que 50 grammes de liquide. La partie distillée ne contenait aucune trace de brome; celle au contraire qui était restée dans le ballon en contenait une quantité très-notable.

Avant cette expérience, nous prenions tous les jours, depuis le lundi 12 octobre, 15 dragées de 10 centigrammes, en 3 doses ainsi réparties : 5 dragées à 8 heures; 5 dragées à 2 heures; 5 dragées à 11 heures. Le jeudi 15, la veille de l'expérience, nous avons pris une dose supplémentaire, 5 dragées à 6 heures du soir. Le lendemain vendredi, nous n'avons ingéré que 15 dragées comme les jours précédents et nous avons cessé le lundi 19.

Ces doses ne produisirent sur nous aucun trouble physiologique bien appréciable. La température rectale, prise avec un thermomètre à maxima, s'est maintenue entre 37°,5, et 37°,8. Nous devons dire que la température a été prise seulement matin et soir et que pour suivre *rigoureusement* l'action d'un médicament, il faudrait multiplier les explorations (1).

(1) M. le Dr Bourneville a aussi remarqué que le bromure de camphre avait une influence sur la quantité d'urine éliminée; il pense qu'elle est augmentée, nous ne saurions affirmer le fait, mais ils est probable qu'il est vrai d'après nos propres observations.

*Action sur le système nerveux.* — Le bromure de camphre possède aussi des propriétés hypnotiques. Même à doses faibles, cette propriété est manifeste. Chez les cobayes, à la dose de 0 gr. 10 et 0,15, la somnolence est telle que ces animaux qui sont si craintifs, se blottissent dans un coin et se laissent prendre sans manifester aucune inquiétude. Cette somnolence est d'autant plus grande que la dose a été plus forte, et, avec 30 centigrammes, un cobaye est complètement endormi. Il reste affaissé, et lorsqu'on l'excite à la marche, il retombe sur ses pattes. Le corps, pendant le sommeil, a des mouvements de balancement. Si la dose est très-forte, il demeure flasque, inerte. M. Bourneville avoue même avoir cru morts quelques animaux, ce qui était d'autant plus excusable que la surface externe du corps était chez eux manifestement refroidie.

Lawson, dans son premier Mémoire, ne trouve ces tendances hypnotiques que dans une seule expérience, et un peu de stupeur dans quelques autres, état qui, dit-il, ne dura qu'un quart d'heure. Dans son second Mémoire, il observa parfaitement ce fait, et s'exprime ainsi : « Les principales conclusions à tirer de l'emploi du bromure de camphre, pris en quantité suffisante, sont qu'il produit le sommeil qui est quelquefois interrompu apparemment par des hallucinations ou illusions. »

Il est encore d'autres phénomènes intéressants qui ont attiré l'attention de MM. Bourneville et Lawson ; ce sont des convulsions cloniques et des tremblements observés dans les membres, surtout les membres postérieurs. Lawson a observé que ce phénomène coïncidait avec le minimum des températures observées, et il l'attribue directement à l'abaissement de la chaleur animale. M. Bourneville, principalement chez le chat, a vu de véritables convulsions épileptiques (1). Aussi,

(1) Ces convulsions surviennent d'ordinaire à partir du moment où la température est déjà remontée au-dessus de 37°, ce qui a lieu au bout d'au moins 24 heures. Le liquide qui sert à la dissolution du bromure de camphre ne joue, dans l'abaissement de la température, qu'un rôle secondaire, d'après les dernières expériences de M. Bourneville. Voici le résumé de deux de ses expériences. Deux chats de la même portée reçoivent une quantité égale l'un d'alcool, l'autre d'une solution composée du même alcool (92 gr.) et de bromure de camphre (8 gr.). Chez le 1er la température descend de 39° à 36°,4 en 4 heures, puis remonte de 36°,4 à 40°,4 en 34 heures ; il guérit. — Chez le second, la température descend de 39° à 27°,4 en 30 heures et il

Lawson, dont les expérimentations se sont bornées aux cochons d'Inde, aux lapins et aux chiens, n'a-t-il pas plus que nous observé le fait. Ces attaques sont survenues au moment où après le premier déclin de la température, l'effort vers le rétablissement de l'activité normale s'est manifesté par l'élévation de la température.

*Différence d'action entre le bromure de camphre et la strychnine.* — Dans une communication faite le 27 janvier dernier à la *Société de thérapeutique*, M. Trasbot a soutenu l'opinion que le

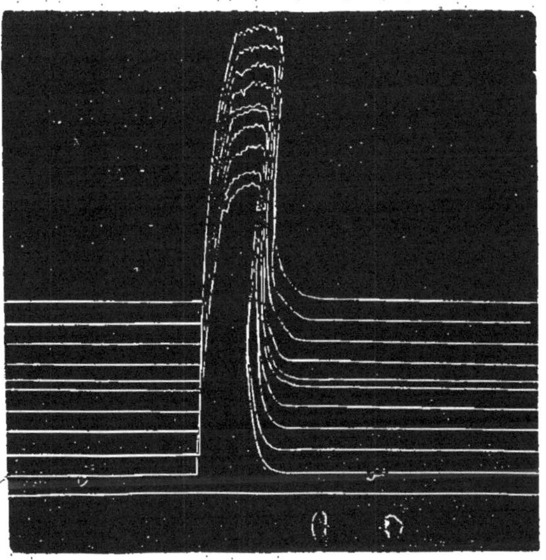

*Fig. 5.* — Grenouille empoisonnée par la strychnine.

bromure de camphre produisait « des phénomènes d'excitation très-manifestes et de véritables accès convulsifs *tout à fait comparables à ceux que détermine la strychnine* (1).

Afin de vérifier ce qu'il y avait de vrai dans cette assertion, nous avons empoisonné simultanément plusieurs grenouilles

---

succombe. L'influence du bromure de camphre sur la température est bien mise hors de doute (Communication orale).

(1) *Bulletin de thérapeutique*, t. LXXXVIII, p. 140.

avec le bromure de camphre et la strychnine; les tracés myographiques que nous avons obtenus dans le laboratoire de M. le professeur Marey démontrent clairement qu'il n'existe aucun rapport entre les effets du bromure de camphre et ceux de l'alcaloïde des loganiacées. En effet, après vingt minutes d'empoisonnement, on voit déjà les effets de la strychnine se produire dans le tracé de la fig. 3, tandis que les tracés des figures 4 et 5, qui sont ceux donnés par une grenouille à

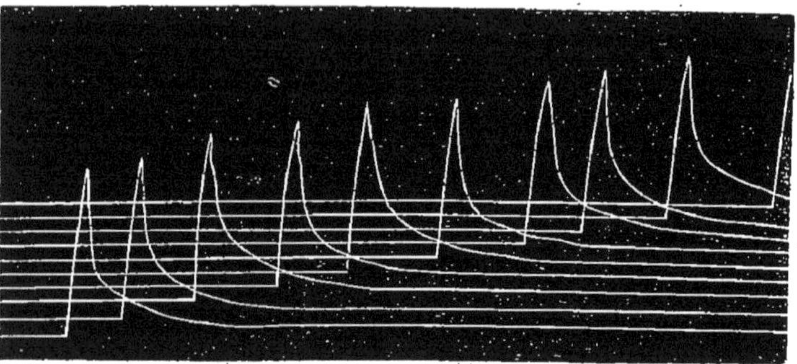

*Fig. 4.* — Grenouille empoisonnée avec du bromure de camphre. Le tracé a été pris 15 à 20 minutes après l'injection.

laquelle on avait injecté 10 centigrammes d'une solution concentrée de bromure de camphre sont à peu près comparables

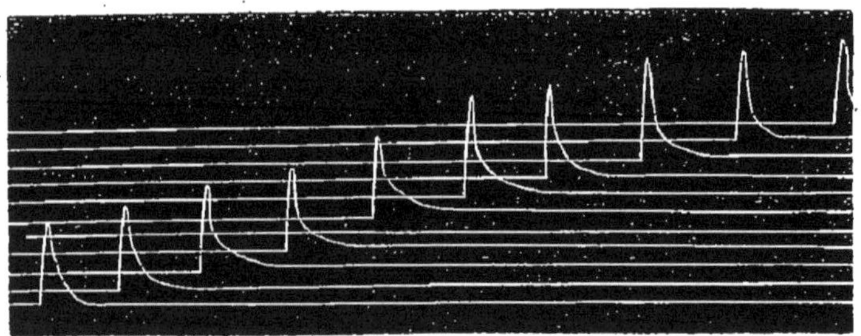

*Fig. 5.* — Même grenouille que celle qui a donné le tracé précédent. Ce tracé est pris huit heures après l'injection.

au tracé de la figure 6, qui est le tracé physiologique. Evidemment, les animaux empoisonnés par le bromure de camphre ont, comme nous avons pu l'observer nous-même chez plusieurs cochons d'Inde, des convulsions cloniques ; mais c'est là un fait qui n'est pas constant, du moins, nous ne l'avons observé que quatre fois sur douze cochons d'Inde soumis à des injections de bromure de camphre ; c'est donc là un point qui appelle de nouvelles recherches. En tout cas,

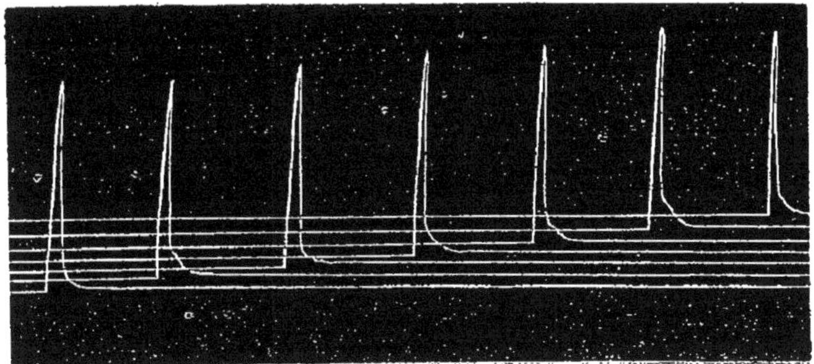

*Fig.* 6. — Tracé physiologique chez une grenouille.

il y a bien loin de ces mouvements cloniques, plus ou moins passagers, aux convulsions tétaniques, en quelque sorte permanentes, que produit la strychnine : les *traces myographiques* fig. 3, 4 et 5 sont très-démonstratifs sous ce rapport.

*Amaigrissement.* — M. Bourneville a encore signalé sur l'amaigrissement et l'accoutumance des faits importants. Chez un cobaye, gros et vigoureux, M. Bourneville fit une injection quotidienne de 0 gramme 10 de bromure de camphre : le pouls et la température se sont modifiés d'une manière assez notable depuis le début jusqu'à la fin de l'expérimentation ; l'engourdissement fut augmenté et l'appétit diminué ; au bout de dix jours, l'animal est mort. Dans d'autres expériences, les mêmes faits se reproduisirent ; de plus, M. Bourneville constata un amaigrissement réel. En effet, chez un jeune cobaye qui, pesé tous les jours, présentait un accroissement de poids qui se montait à 30 grammes environ en vingt-quatre heures, M. Bourneville constata que cet animal perdit 72 gr. en sept jours ; mais, pour avoir la perte subie, il faudrait ajouter à ce chiffre le poids qu'il aurait pu acquérir pendant ce laps de temps, ce qui fait un chiffre approximatif de 120 grammes.

On ne saurait évidemment tirer des conclusions de ces faits trop peu nombreux encore, ainsi que le fait d'ailleurs remarquer l'auteur ; cependant on peut penser que l'accoutumance n'existe pas et que le dépérissement observé amène, si l'on prolonge l'expérimentation, une terminaison fatale.

## CHAPITRE III.

### Thérapeutique.

En faisant l'histoire thérapeutique du bromure de camphre, nous nous sommes surtout préoccupé d'être le plus complet possible ; aussi n'avons-nous fait aucune espèce de classification. Nous avons pris séparément les affections dans lesquelles fut administré le bromure de camphre, et nous donnons sur chaque point particulier tout ce qui a été fait en ajoutant nos faits personnels.

#### *Delirium tremens.*

M. Deneffe (de Gand), avons-nous dit déjà plus haut, a publié dans la *Presse médicale belge* une observation très-intéressante de *delirium tremens* dont les accidents furent considérablement amendés par l'emploi de ce nouveau médicament. Voici le résumé de cette observation.

Observation I. — *Excès alcooliques. — Délirium tremens. — Tremblement. — Excitation. — Insomnie. — Hallucinations de la vue.* — X..., 38 ans, fait, depuis quelques années, de fréquents excès de boisson. Il éprouvait les symptômes suivants, lorsque M. Deneffe fut appelé près de lui : tremblement des doigts et des mains, rendant l'écriture difficile ; agitation extrême ; besoin de déplacement ; caractère très-irritable ; malaise, accablement ; exacerbation des symptômes tous les soirs. « Le sommeil ne venait pas, et M. X... passait de longues heures à se tourner et à se retourner dans son lit ; bien avant dans la nuit, il finissait par s'endormir. Vers quatre heures du matin, le sommeil agité, inquiet, était brusquement interrompu ; en se réveillant en sursaut le malade se sentait baigné de sueur et ne se rendait pas bien compte du lieu dans lequel il se trouvait. Des conceptions délirantes fantastiques l'obsédaient alors : il se croyait sur une haute montagne, et se sentait tout à coup rouler dans l'abîme ; des bêtes, des hommes le poursuivaient; la chambre s'emplissait d'animaux ou de personnages inconnus, plus étranges les uns que les autres ; et toute cette fantasmagorie, pareille à un-ciel nuageux, se modifiait d'une manière incessante, mais en présentant toujours des aspects terribles et effrayants. Ce n'est qu'en fuyant son lit que M. X... trouvait un peu de repos. Les visions disparaissaient, et à part la surexcitation si pénible qui a été mentionnée, son cauchemar l'avait quitté jusqu'au lendemain. » Pouls fréquent, agité ; œil brillant, loquacité. Le *delirium tremens* parut évident. Traitement : prendre toutes les heures une pillule de 0 gr. 15 de camphre monobromé.

Dès le lendemain, le malade ayant pris 20 pilules, la situation s'était améliorée ; diminution de l'agitation, regard moins brillant; parole moins rapide, nuit moins mauvaise en ce sens que ces visions avaient été moins fatigantes et plus rares. Pendant trois jours X... prit sous forme pillulaire 3 à 4 gr. du médicament dans les vingt-quatre heures. L'amélioration s'accentua chaque jour davantage, le sommeil revint, les rêves et les visions fantastiques s'évanouirent, le tremblement des mains disparut complétement. Pendant les huit jours qui suivirent la guérison de ces phémonèmes, M. Deneffe crut prudent de continuer l'usage du remède à la dose de 2 à 3 grammes par jour.

Telle est l'observation de M. Deneffe. Le monobromure de camphre a été administré encore tout récemment (1) et avec succès par le Dr O'Hara dans deux cas de *delirium tremens*. Nous croyons qu'il serait bon dans un cas semblable de continuer ces recherches. M. Deneffe ne nous dit point comment il fut amené à l'emploi du bromure de camphre dans ce cas. Nous croyons pourtant que c'est un point important de l'histoire d'un médicament de savoir comment celui qui le premier l'introduit dans la thérapeutique est amené à le faire.

### *Insomnie.*

M. le Dr Bourneville est très-précis sur ce point en s'exprimant ainsi : « Connaissant les effets hypnotiques produits par le bromure de camphre sur les animaux, nous avons donné ce médicament à deux malades qui, entre autres symptômes,

(1) *Philadelphia medical Times*, 13 mars 1875.

présentaient une insomnie persistante. » Voici sommairement les deux observations que M. le Dr Bourneville a publiées dans le *Progrès médical*. Nous examinerons en même temps quelle est la valeur thérapeutique du bromure de camphre dans l'insomnie.

Observation II. — M..., âgée de 62 ans, atteinte d'affection cardiaque, se plaignait d'une insomnie persistante. Nous lui avons fait prendre au moment du coucher une, puis deux pilules de 10 centigr. Cette dose, quoique légère, a suffi pour la faire dormir.

Observation III. — Mart. (Elisabeth), 46 ans, ataxie locomotrice progressive. *Insomnie* alternant avec un sommeil agité par des cauchemars : elle parle tout haut, crie. Sous l'influence de 30, 40, 50, 80 centigr. de bromure de camphre, le sommeil est devenu un peu meilleur, mais l'amendement a principalement porté sur deux autres phénomènes : avant le traitement, chaque fois que la malade se réveillait, elle était prise d'un tremblement général ; ces accidents, qui duraient assez longtemps comme si le cauchemar persistait, auraient presque entièrement cessé depuis l'ingestion du bromure de camphre. Souvent dans la journée, et même pendant le sommeil, M... avait des espèces d'accès de congestion violacée, avec chaleur intense de la joue droite ; ces accès seraient devenus de moins en moins fréquents.

Nous avons fait prendre le bromure de camphre à un jeune homme, employé de commerce, ayant de fréquentes insomnies. Pendant quinze jours nous lui donnions 5 dragées de 10 centigrammes, matin et soir. Voici du reste son observation résumée.

Observation IV (personnelle.) — *Névralgies. — Insomnie.* — L... V..., 24 ans, employé de commerce. Tempérament un peu lymphatique, se porte généralement bien. Le cœur, les poumons sont sains ; il dit n'avoir jamais été sérieusement malade, mais il est fréquemment atteint de névralgies qui ne présentent pas de paroxysmes ; depuis quelques mois ces névralgies sont moins fréquentes, mais en revanche il a des insomnies qui le fatiguent au point de compromettre sérieusement sa santé. Ce jeune homme, habitant la même maison que nous, vint nous demander si nous ne pourrions pas lui apporter quelque soulagement. Nous lui avons fait prendre tous les jours 5 dragées de 10 centigrammes de bromure de camphre le matin et 5 le soir. Au bout de huit jours, il dormait, disait-il, un peu mieux. Mais bientôt, quoiqu'il eût continué l'usage du médicament, les accidents reparurent. Nous avons alors augmenté graduellement la dose jusqu'à 15 dragées. Ces accidents semblèrent s'amender, mais sans cesser complétement, et comme il était fort fatigué, nous lui avons conseillé de demander un congé et de partir à la campagne, ce qu'il fit au mois de septembre. Nous ne l'avons pas revu depuis.

Ici l'insomnie n'a pas été heureusement combattue par le médicament ; mais nous croyons que dans ce cas nous avions peu de chance de réussir, et dans un cas semblable nous ne donnerions plus le bromure de camphre. En effet, c'est surtout dans l'insomnie causée par l'hyperémie cérébrale, d'après Hammond, que le bromure de camphre serait indiqué. A l'autopsie de la grande majorité des animaux qui ont succombé assez lentement à des doses fortes, M. le Dr Bourneville a constaté une absence de congestion des enveloppes cérébro-spinales, de l'encéphale et de la moelle. Hammond dit que ce médicament paraît être inférieur au bromure de calcium, ou même aux autres bromures dans l'insomnie. Pour Lawson il n'y a pas de doute que, par ses propriétés hypnotiques, le bromure de camphre puisse, étant administré en quantité suffisante, procurer le sommeil. L'accord existe donc sur les indications du bromure de camphre dans l'insomnie ; mais il en est de ce point comme de tous ceux que nous traiterons ensuite, il est nécessaire de multiplier les recherches pour qu'on puisse avoir une opinion arrêtée à cet égard.

### *Chorée.*

Nous avons administré le bromure de camphre à plusieurs choréiques dans le service de M. le Dr Lorain, à l'hôpital de la Pitié. Les résultats obtenus n'ont pas toujours répondu à notre attente, parce que les malades n'ont pas toujours été suivis aussi régulièrement que nous l'aurions désiré. Toutefois, nous avons sous les yeux en ce moment, l'observation d'une jeune fille (no 32 de la salle Notre-Dame), chez laquelle les accidents se sont amendés sous l'influence de 10 dragées de 10 centigrammes chaque (Dr Clin), données en deux fois dans la journée. Le traitement a été régulièrement suivi, les accidents devinrent de moins en moins accentués, et avaient cédé lorsque la malade sortit de l'hôpital. Afin de nous assurer si la guérison se maintiendrait, nous l'avons priée de revenir dans quelque temps à la consultation ; mais nous ne l'avons pas revue, ce qui ferait supposer que la guérison s'est maintenue. Voici deux autres observations où l'action du médicament nous semble incontestable : la première est due à M. le Dr Desnos, la seconde a été recueillie dans le service de M. le Dr Gallard.

Observation V. — *Hémichorée droite*. — *Traitement par le Bromure de Camphre*. (Observation communiquée par M. Desnos.) — Céline L..., 18 ans, riveuse, entrée à l'hôpital de la Pitié, dans mon service, le 4 décembre 1874. Cette malade a eu, il y a quelques années, une attaque de rhumatisme, et l'on entend encore, à l'auscultation du cœur, un bruit du souffle au premier temps et à la pointe. Elle a du reste toujours habité des lieux humides et a des antécédents héréditaires rhumatismaux et choréiques. En effet, sa mère eut, à l'âge de 25 ans, une chorée qui fut d'une certaine intensité. La sœur de Céline est également choréique.

Le début de l'affection de notre malade remonte à environ quatre semaines. Déjà huit jours avant que son affection lui parut inquiétante, sa sœur avait remarqué chez elle, quelques mouvements qu'elle rapprochait de ce qu'elle avait éprouvé elle-même. L'affection fit depuis ce moment des progrès qui devinrent surtout sensibles très-peu de jours après son mariage. Le caractère de la maladie s'altéra. Elle avait des moments d'agacement qui contrastaient avec sa gaîté habituelle. Ne voyant aucun amendement dans les symptômes de sa maladie, elle se décida à entrer à l'hôpital.

A l'entrée, nous remarquons une agitation notable de la malade. Elle est animée de mouvements choréiques d'une certaine intensité ; mais ces mouvements n'atteignent que la partie droite du corps, la moitié gauche en est complétement exempte. Les mouvements sont plus marqués au membre inférieur qu'au membre thoracique, et ils s'accentuent davantage lorsqu'on veut maintenir la malade. Dans le membre supérieur, ce sont surtout les doigts qui sont atteints. Ils sont animés d'un mouvement incessant. Si l'on dit à la malade de saisir un objet, elle le fait assez facilement, mais ne peut le conserver longtemps dans sa main. La marche est un peu hésitante, et la malade porte son pied à gauche, de sorte qu'elle est obligée de prêter une grande attention pour se diriger vers un objet qu'on lui désigne. Elle n'éprouve aucun trouble du côté de l'estomac ni du côté des autres organes. En résumé, cette hémichorée est évidemment de nature rhumatismale ; son début remonte à un peu moins de quatre semaines et c'est la première attaque. — *Traitement*. — 2 dragées de bromure de camphre (du Dr Clin).

Décembre 1874, 6 dragées. On augmente la dose de ce médicament ; 4 dragées. — 7 déc. 6 dragées. — 8 déc. 8 dragées. — 9 déc. 10 dragées. La malade sent une amélioration notable qui, du reste, est très-manifeste. Les mouvements sont moins prononcés. La marche est toujours un peu hésitante ; mais la malade ne dévie plus. Lorsqu'on veut maintenir ses membres, ils ne sont plus agités des mêmes secousses qu'à son entrée.

12 *déc.* On élève la dose du médicament : 12 dragées. — Quelques légers mouvements qu'on ne perçoit plus qu'avec une certaine attention. Le 18. Les mouvements ne reviennent plus qu'à des intervalles éloignés et avec très-peu d'intensité. — La malade sort considérablement améliorée.

Le second fait est celui d'un malade entré dans le service de M. le Dr Gallard, le 2 février 1875. Voici son observation résumée :

OBSERVATION VI. *Chorée générale. — Prédominance des mouvements choréiques à droite. — Inefficacité des exercices gymnastiques et du chloral. — Guérison par le bromure de camphre.* (Obs. rédigée d'après une note de M. EYMERY, interne des hôpitaux.) — L. N. présente à son entrée à l'hôpital tous les symptômes d'un choréique avec des mouvements extraordinairement exagérés. M. le Dr Gallard avait porté un pronostic relativement favorable. Le désordre des mouvements était localisé surtout au bras droit. Si on plaçait un objet sur son lit et qu'on lui ordonnât de le saisir avec la main droite, il lui était impossible d'y parvenir à moins que l'objet ne fût d'un certain volume. Au bras gauche, l'incoordination était moins prononcée ; c'était avec lui qu'il mangeait et saisissait les objets dont il avait besoin. La tête, les membres inférieurs étaient atteints ; mais le désordre était toujours plus prononcé du côté droit que du côté gauche. Il pouvait s'habiller seul et marcher sans trop difficulté. Son écriture, dont M. Gallard possède les échantillons, est presque illisible et fort irrégulière. Il avait un bruit de souffle au cœur. C'était la seconde fois qu'il était atteint de chorée. A ce moment, on n'institue aucun traitement interne ; on lui fit faire l'exercice qu'un soldat de l'infanterie de marine, alors dans la salle, lui enseignait. On constata un peu d'amélioration les premiers jours. Mais ce fut de courte durée, et l'incoordination arriva à une intensité telle qu'il fut impossible au petit malade de continuer ses exercices.

Le chloral fut employé sans succès. Le mal s'aggrava rapidement et amena une agitation intense avec tous les désordres qui en furent la conséquence. L'escrime ne produisit aucune espèce d'amélioration. On revint au chloral. M. Eymery, interne du service, le fit administrer à doses assez élevées. On en donna jusqu'à 6 grammes ; il y eut un peu de calme, mais, dès que le malade n'était plus sous l'influence de ce médicament, les accidents reparaissaient ; le bromure de camphre fut administré. Le malade prit jusqu'à 15 dragées par jour ; l'amélioration se fit rapidement, et le malade sortit guéri de l'hôpital.

Ces deux observations sont intéressantes et montrent l'heureuse influence exercée par le bromure de camphre qui, chez ces malades, de même que chez les autres, n'a jamais déterminé aucun accident du côté des voies digestives.

*Convulsions de l'enfance.*

Hammond administra le bromure de camphre à deux enfants atteints de convulsions infantiles dues à l'irritation de la dentition, espérant prévenir le retour de paroxysmes qui, avant son administration, avaient été très-fréquents. Hammond fit prendre à ces deux petits malades un grain chaque heure, mélangé avec un peu de mucilage d'acacia. Trois doses furent suffisantes dans l'un et deux dans l'autre cas, les enfants étaient âgés de 15 à 18 mois.

*Hystérie; — Manie, tremblement et palpitations hystériques.*

Hammond, dans un cas invétéré d'hystérie, donna encore le bromure de camphre aux doses de 4 grains chaque heure. Il s'agissait d'une jeune femme, mariée depuis peu, présentant des accidents d'hystérie sous forme de paroxysmes, de pleurs, de rires alternant avec des convulsions épileptiformes et choréiformes. L'influence fut distinctement perçue après que deux doses eurent été données; mais dix furent nécessaires pour congédier l'attaque. C'était un résultat très-favorable parce que toutes les attaques antérieures avaient duré cinq à douze jours, sans être influencées par les médications ou la persuasion morale.

Lawson, dans son premier mémoire, dit avoir administré du bromure de camphre dans un cas de manie hystérique. Il administra quotidiennement 12 grains de monobromure de camphre. Le pouls fut très-vite réduit de 110 à 95, et les accidents furent beaucoup adoucis. Elle devint plus tranquille et moins errante (*erratic*); mais soudainement, il lui vint à l'idée qu'elle était expérimentée, et son excitation fut rappelée par cette idée.

Le Dr Tommasi a donné aussi le bromure de camphre dans l'hystérie avec éréthisme génital; il a administré ce médicament à la dose de 0,10 centigrammes à 1 gramme en augmentant progressivement la dose, il en a obtenu, dit-il, de bons effets. (*Il Morgagni*, décembre 1874.) — M. F. Raymond, à la même époque, a communiqué à la *Société de biologie*, (séance du 6 décembre), deux observations que je cite textuellement vu l'intérêt qu'elles présentent.

Observation VII. X... (service de M. Gombault, hôpital de la Pitié) est atteinte d'hystérie avec tremblements et secousses dans les membres supérieurs et inférieurs. Cette jeune fille, vingt-huit jours après son entrée, sortit débarrassée de ses accidents, mais chez elle on eut recours à d'autres agents thérapeutiques que le bromure de camphre.

Cette observation donne prise à la critique, puisque des médicaments autres que le bromure de camphre furent administrés. Il n'en est pas de même de la seconde.

Observation VIII. (Hôpital de la Pitié, salle Sainte-Claire, service de M. Vulpian). X..., 19 ans, est sujette à des accidents nerveux caractérisés par des envies fréquentes de pleurer, des douleurs épigastriques et rachidiennes. Le jour de son admission à l'hôpital avec un peu d'embarras gastrique, elle était affectée d'une toux sèche, rauque, quinteuse, légèrement aboyante, revenant à intervalles indéterminés, surtout dans la journée ; elle se plaignait encore de dyspnée et de douleur dans le côté droit. — L'auscultation d'ailleurs était négative.

27 jours après son entrée, alors que la toux était modifiée, moins fréquente, que son état général était redevenu bon, après avoir éprouvé pendant quelques jours des palpitations cardiaques assez violentes, elle fut prise tout d'un coup dans la matinée de tremblements très-forts dans la jambe gauche, plus faibles dans la jambe droite. La veille, la malade avait ressenti des douleurs dans les genoux. Le tremblement, composé de mouvements spontanés, s'effectuant toujours dans le même sens, occupe surtout les muscles de la cuisse. Il disparaît pendant le repos et arrive à son maximum dans les mouvements. Si, par exemple, on commande à la malade de lever la jambe, les muscles sont le siége de secousses convulsives. La sensibilité au contact est abolie dans les membres inférieurs.

Le lendemain, le tremblement qui la veille disparaissait pendant le repos, est constant et, de plus, le membre supérieur droit est atteint à son tour. Le troisième jour le membre inférieur gauche est agité de mouvements involontaires (flexion de la jambe sur la cuisse), occupant presque tous les membres. Ce même jour, dans la soirée, il survient un tremblement de la langue, des palpitations et une oppression assez forte. Le cinquième jour, la situation étant la même, M. Vulpian prescrit 5 dragées de bromure de camphre, et le sixième jour (17 juillet) 6 dragées. Le tremblement est un peu moins fort et la sensibilité revient dans les membres paralysés.

23 juillet. 10 dragées. Ces mouvements ont beaucoup diminué. — 25 juillet. Vers cinq heures du soir, tout d'un coup le bras droit et la jambe gauche sont envahis par un tremblement très-prononcé. A la date du 4 août, la malade prenait 15 dragées : 1 gr. 50. — 10 août. 19 dragées. — 11 août. 20 dragées. L'amélioration fait des progrès. Le 15 août, X .. sort guérie.

Observation IX. — *Hystérie. — Tremblement. — Hémianesthésie à gauche. — Amélioration par le bromure de camphre.* (Obs. personnelle.) X..., est entrée à la Pitié le 25 juillet (service de M. Lorain.) Cette jeune fille, âgée de 19 ans, est blonde, d'un tempérament lymphatique, et sujette à des accidents hystériques. Elle présente à son entrée les phénomènes suivants : Troubles de la sensibilité du côté gauche. Lorsqu'on regarde la malade ou mieux lorsqu'elle s'aperçoit qu'on s'occupe d'elle, elle rit, elle pleure ensuite et remue continuellement pendant tout le temps que dure l'examen.

Elle n'a jamais eu d'attaque d'hystérie franchement caractérisée, et quelquefois elle dit ressentir de vives douleurs dans la tête ; le 25 juillet, on lui donna 6 dragées de bromure de camphre de 10 centigrammes, le matin, en deux doses de trois chacune, à deux heures d'intervalle. Au bout de huit jours, le 3 août, les symptômes sont à peu près les mêmes, les troubles de la sensibilité sont un peu modifiés. Elle dit aussi moins souffrir de la tête ; l'agitation qu'elle présentait à son entrée à l'hôpital n'a pas diminué. On augmenta la dose tous les jours de 2 le matin, et 1 le soir jusqu'à 16 par jour.

A ce moment, le 8, le tremblement ou mieux l'agitation à laquelle elle était en proie lorsqu'on l'examinait, semblait avoir diminué un peu ; mais il est encore très-appréciable. Les jours suivants, l'amélioration sembla se continuer. Elle cessa l'usage du bromure de camphre. A sa sortie, le 20 août, elle n'était pas guérie, mais en bien meilleur état.

Voici une autre observation publiée par le Dr Mathieu dans la *Tribune médicale*.

Observation X. — *Palpitations hystériques. — Insomnie. — Traitement par le bromure de camphre,* du Dr Clin, par le Dr Mathieu de Saint-Rémy, en Bouzemont. — La veuve B.... femme de chambre, âgée d'une trentaine d'années, a perdu, il y a quelques mois, son mari, mort d'un érysipèle de la face. Elle en avait été très-vivement impressionnée, il lui semblait voir nuit et jour son mari dans le délire et les convulsions. Dès lors, sa santé s'altéra, des symptômes de chlorose et d'hystérie se manifestèrent : palpitations, bruits de souffle vasculaires, bouffées de chaleur alternant avec la pâleur de la face, sommeil difficile et agité, exaltation de la sensibilité morale, névralgies erratiques, tremblements convulsifs, et anesthésie incomplète, surtout dans les membres du côté gauche, menstruation irrégulière, urines incolores et abondantes.

La veuve B... revint chez ses parents, à la campagne, où je lui fis continuer le traitement tonique institué à Vitry par M. le Dr Wast. *Prescr. :* Quinquina, bains sulfureux et bains de Pennès. Plus tard, quand survinrent les mouvements convulsifs, je donnai le bromure de potassium; elle en prenait 3 à 4 grammes vers le mois d'octobre dernier, quand, tout à coup, pendant la nuit, elle fut prise de palpitations intenses et précipitées, suivies de véritables lipothymies. Ces accidents survenaient aussitôt qu'elle commençait à s'endormir. Aussi le sommeil, qu'elle redoutait, a-t-il été à peu près nul pendant 5 nuits consécutives. Pas de fièvre du reste.

Les antispasmodiques ordinaires et les narcotiques n'ayant pas amené d'amélioration sensible, j'eus recours aux dragées de bromure de camphre, je débutai par quatre dragées seulement qui amenèrent dès la première nuit un calme relatif. Les nuits suivantes le sommeil redevint normal; le pouls qui avait atteint 135 puls., revint à 80 et 85 et se régularisa. Ces résultats étaient bien dus au bromure de camphre, car j'avais supprimé tout autre médicament y compris le bromure de potassium.

Je continuai pendant 25 jours en variant les doses suivant les indications : alors je les diminuai progressivement; mais, étant arrivé à ne plus donner que deux dragées par jour, les palpitations et l'insomnie se reproduisirent; elles cédèrent de nouveau à la dose journalière de 5 ou 6 dragées que je dus maintenir un certain temps pour la pacification du cœur et du cerveau. C'est en effet sur ces deux organes que paraît porter l'action sédative spéciale du bromure de camphre.

OBSERVATION XI. — *Hystéro-épilepsie consécutive à des émotions morales. — Inefficacité du bromure de potassium. — Accès moins fréquents à la suite du bromure de camphre* (dose 1 gr.). (Obs. recueillie dans le service de M. POTAIN). — Florence Ch..., 28 ans, institutrice, entrée le 8 août 1874, Salle Sainte-Anne, nº 28, à l'hôpital Necker. Cette femme paraît avoir eu une fort bonne santé dans son enfance; elle n'a jamais eu d'attaque d'hystérie ni même de manifestations nerveuses dans sa jeunesse; elle n'a pas eu non plus à cette époque de troubles nerveux.

Ceux-ci datent de l'année 1870. Son mari, sergent de ville, fut incorporé dans l'armée; puis, pendant la Commune, elle eut à subir des avanies de la part des voisines. Bref, c'est aux émotions morales qu'elle a ressenties à cette époque qu'elle doit l'origine de ses accès. Elle commença alors à éprouver des attaques qui depuis se sont reproduites avec une grande fréquence et qui gardent toujours à peu près le même type. Elles débutent par une sensation gênante dans le creux épigastrique et la fosse iliaque. Cette sensation s'accuse de plus en plus, devient douloureuse et irradie sur le larynx, en produisant une constriction de plus en plus prononcée ; arrivée au larynx, l'accès éclate ; c'est donc tout à fait le début de l'attaque franche d'hystérie. Mais, à partir de ce moment, la scène se complique ; elle perd en effet complétement connaissance et ne sait plus ce qui se passe. On lui a dit qu'elle avait des roideurs toniques des membres, pas de convulsions cloniques et de secousses. Le tout dure environ trois ou quatre minutes ; après quoi la connaissance revient, mais incomplétement, et il existe une phase de somnolence et de torpeur qui dure encore dix minutes environ.

Ces sortes d'accès, qui participent ainsi de l'hystérie et de l'épilepsie, sont très-fréquents, et reviennent presque tous les jours. Toutefois, ils ont subi une modification à plusieurs reprises différentes. D'une part, l'an dernier, pendant six semaines, les crises ne sont pas revenues ; actuellement elles ne se reproduisent guère que tous les trois ou quatre jours. Souvent elles reviennent la nuit.

Au point de vue de sa santé générale, elle n'a aucune lésion organique, pas de troubles respiratoires ni circulatoires, ni utérins. Mais elle a souvent de la dyspepsie et une certaine difficulté à digérer les aliments.

Pas de troubles de la sensibilité bien nets. Toutefois, quelques points douloureux abdominaux, surtout au niveau de la région ovarienne gauche ; un point douloureux à la partie inférieure du rachis. En somme, ceci paraît plutôt être de l'hystérie que de l'épilepsie. Il n'y a pas de névroses héréditaires dans sa famille.

Au bout de trois jours de séjour dans la salle, la malade est prise de deux attaques fortes, qui sont bien évidemment de l'hystéro-épilepsie, mais qui ont de grands rapports avec le mal comitial. Dans l'intervalle, caractère étrange, pleurs sans motifs, impressionnabilité excessive, bouffées de chaleur, pouls rapide et précipité. On la soumet au traitement par le *bromure de camphre*, à la dose de 80 centigrammes par jour. Pendant les cinq jours qui suivent, elle n'a pas d'accès, mais son pouls reste toujours assez fréquent, à 96. — Ce traitement est continué jusqu'à la moitié de septembre ; il n'y a presque plus d'accès, un ou deux seulement. On le supprime jusqu'au 29 septembre. Pendant toute cette période pas de nouvelles attaques.

3 *octobre*. — La malade a une grande attaque qui est très-manifestement de l'épilepsie. Le lendemain, deux autres moins intenses. On la remet à l'emploi des pilules de bromure de camphre (8 à 10). — *Exeat* sur sa demande le 10 octobre. Quelques accès plus fréquents dans les derniers jours de son séjour à l'hôpital. Elle continue chez elle le bromure de camphre. — On a su que, depuis, le mieux s'était maintenu, et qu'elle avait beaucoup moins fréquemment ses crises.

OBSERVATION XII. — *Hystérie.— Battements du corps thyroïde et palpitation similaire des accès de goître exophthalmique.* — Sophie B... (hôpital Necker, service de M. POTAIN), 21 ans, domestique (de l'Aveyron). Entrée le 23 juillet 1874, salle

Sainte-Anne, n° 25. Cette fille, grande et forte, n'a jamais été malade jusqu'à son arrivée à Paris. Elle y séjourne seulement depuis dix mois. Presque aussitôt après son arrivée, elle a commencé à être mal réglée et à avoir de la leucorrhée. En même temps, troubles dyspeptiques, embarras gastrique avec ictère, pour lequel elle a été soignée au Vésinet. Actuellement, elle est souffrante depuis une douzaine de jours : elle se plaint de maux de tête, d'étourdissements, de vertiges, n'a point d'appétit, souffre de partout, sans pouvoir préciser le siége de son affection.

L'examen des différents organes ne montre aucune lésion organique. Les poumons, notamment, respirent bien ; il y a seulement une légère douleur à la pression du creux épigastrique. Pas de souffle cardiaque. Souffle jugulaire continu, avec renforcement, apparence assez anémique : décoloration de la muqueuse palpébrale, *chlorose*. Les causes de cette chlorose sont évidemment le changement d'habitudes de cette fille qui a toujours vécu à la campagne. Elle est, de plus, sans place depuis quelque temps, et a souffert de privations, sans compter des écarts de conduite qui ont contribué à augmenter son impressionnabilité nerveuse. — 1 bouteille d'eau de Sedlitz, limonade tartrique; 1 portion.

Les jours suivants, loin de se dissiper, les phénomènes nerveux augmentent. La malade se plaint de palpitations très-fortes, et elle a de violents battements de cœur ; le corps thyroïde, dans ses accès d'étouffement, est plus gros qu'à l'état normal, mais il n'y a pas d'exophthalmie. En même temps, douleurs vagues dans les épaules, vertiges, bourdonnements d'oreille, faiblesse extrême.

3 *août*. — On lui donne 80 centig. de *bromure de camphre* (8 dragées du Dr Clin). Le soir le pouls tombe de 90 à 84. — 4. Pouls à 68 ; sédation notable, un peu moins d'insomnie : pourtant sommeil inégal. — Le soir, accès de palpitation avec soulèvement pulsatile du corps thyroïde, mais pas d'exophthalmie. Hydrothérapie.

5. Nouvelle attaque de palpitations très-fortes, avec battements de cœur intenses, soulèvement du corps thyroïde par battements artériels communiqués, sans expansion du corps thyroïde, teint vultueux, céphalalgie : c'est de l'hystérie pure. Apparences de la fièvre. P. à 130 ; T. 37°,2.

Cet état de choses persiste sans grande modification pendant une douzaine de jours. Elle a des douleurs très-vives dans des points variés : poitrine, rachis, et presque constamment elle a des poussées d'accélération du pouls et des battements carotidiens. La chaleur n'est jamais très-élevée, mais la céphalalgie très-intense et l'apparence vultueuse. On remarque également des vomissements répétés.

17. Nouvelle attaque pseudo-fébrile, pouls à 130 ; visage rouge, plaqué de taches congestives : les battements carotidiens sont très-intenses, bien que les artères radiales, humérales, axillaires et crurales ne soient pas distendues. M. Potain

pense qu'il s'agit d'une dilatation des capillaires de la face pour expliquer ces battements carotidiens locaux.

Pendant la fin du mois d'août, ces accès se répètent de temps en temps, avec congestion faciale considérable et battements carotidiens qui soulèvent le corps thyroïde; le pouls, pris pendant cette période, au sphygmographe, montre une fréquence et une petitesse extrêmes : l'amplitude y est presque nulle, ce qui contraste singulièrement avec les phénomènes de dilatation vasculaire de la partie supérieure du corps. Du reste, l'état général s'améliore. — La malade part pour le Vésinet dans les premiers jours de septembre.

Ces observations sont encore trop peu nombreuses pour qu'on puisse se rendre un compte exact des bénéfices qu'on peut retirer du bromure de camphre pour combattre l'hystérie. Cependant dans quelques-unes de ces observations, surtout celles de MM. Raymond et Mathieu, les résultats obtenus sont véritablement encourageants.

### *Epilepsie.*

Nous avons administré à plusieurs épileptiques le bromure de camphre jusqu'à la dose de 2 grammes, mais nous croyons nos observations sans valeur, parce que nous n'avons observé les malades que quelques mois. Or, le nombre des accès ou des vertiges peut diminuer considérablement pendant un laps de temps aussi court, sans que pour cela l'action curative du bromure de camphre ou de tout autre médicament administré, puisse être invoquée. Dans une affection aussi grave que l'épilepsie, il faut suivre les malades pendant fort longtemps pour pouvoir attribuer à un médicament le bénéfice des résultats obtenus. Ce qui donne une grande valeur aux observations de M. le docteur Bourneville, c'est que précisément l'observation de certaines épileptiques a été relatée pendant plusieurs mois et même plusieurs années. Malheureusement à la Salpétrière, si l'observateur se trouve placé dans d'excellentes conditions, il n'en est plus de même du malade, vivant dans un milieu que l'on peut qualifier d'épileptogène.

On ne saurait faire abstraction de cette circonstance pour juger la valeur des différents modes de traitement dirigés contre l'épilepsie.

Voici les observations communiquées par M. le Dr Bourneville, qui les a recueillies dans le service de M. Charcot et dans lesquelles les malades n'ont été traitées que par le bromure de camphre.

Observation XIII. — Bl..., 25 ans, à la Salpêtrière depuis le 10 mars 1872. Traitement commencé le 22 avril. Pas de modification appréciable des accès et des vertiges. Elle est plus calme; le sommeil est devenu plus long et plus profond. Son poids qui, le 19 juin, était de 42 kilogr, s'élevait le 1er août à 43 kilogr. et le 7 octobre à 45.

Observation XIV.—Coq...,48 ans,à la Salpêtrière depuis 1848. Epilepsie remontant à l'âge de 13 ans et demi; démente comme la précédente. Mêmes doses de 0 gr. 05 à 1 gr. 80. Pas d'autre amendement qu'un sommeil plus tranquille et moins d'agitation. Son poids s'est élevé de 59 kilogr. (19 juin), à 60 kilogr. (7 octobre).

Observation XV. — Herm., 44 ans, à la Salpêtrière depuis 1850. Cette malade, qui était turbulente, bruyante, se levait très-souvent la nuit pour aller tourmenter ses compagnes, est devenue moins désagréable et reste, d'ordinaire, dans son lit pendant la nuit. Du 19 juin au 7 octobre, son poids s'est accru de 3 kilogr. (40 à 43).

Le second groupe comprend des malades plus jeunes, il est vrai, mais dont l'affection remonte, cependant déjà, à une époque assez éloignée.

Observation XVI.—E. Vin..., 18 ans, entrée le 2 avril 1872. Début à 12 ans. Accès et vertiges. Le nombre des accès n'a pas sensiblement changé depuis qu'elle prend du bromure de camphre, mais les vertiges ont disparu. Son poids s'est accru d'un kilogr. (57 à 58).

Observation XVII.— Duc..., 28 ans. Admise en 1868. Malade depuis dix années. État stationnaire des accès; diminution des vertiges. Le poids est resté le même.

Observation XVIII.—Lob... Marie (25 ans), entrée le 11 juillet 1871. Convulsions dans l'enfance. — A 25 ans, étant dans la rue, elle a eu, sans cause connue, un premier accès suivi d'un second le lendemain. A partir de là, les accès ont été très-fréquents. Elle a des accès complets et des étourdissements. En 1873, on a compté 72 accès et 483 vertiges. Le traitement a été institué le 22 avril.

| | |
|---|---|
| Du 1er mai au 30 septembre 1873.... | 24 accès et 228 vertiges. |
| Du 1er mai au 30 septembre 1874.... | 21 accès et 7 vertiges. |

L'amélioration, ici encore, est indubitale; elle porte surtout, comme chez les malades des observations XVI et XVII, sur les vertiges. Lob..., entre autres particularités, nous a offert un exemple d'amaigrissement : son poids est tombé de 59 kilog. (19 juin) à 55 kilogr. (7 octobre).

Observation XIX.—Ray... (Louise), 27 ans, entrée en 1866 à la Salpêtrière. Étourdissements à 15 ans; accès à 19, augmentés par le mariage. Cause de l'épilepsie inconnue.

*Traitement.* — 22 avril : 1 pilule de 0 gr. 05 de bromure de camphre ; — 2 mai : 2 pilules, soit 0 gr. 10 ; — 7 mai : 3 pilules ; — 10 mai : 2 dragées du Dr Clin, soit 0 gr, 20; — 16 mai : 3 dragées ; — 20 mai : 4 dragées, soit 0 gr. 40 ; — 1er juin : 0 gr. 50 ; — 18 juin : poids 58 kilog. — 1er juillet : 0 gr. 60. Pouls 86 ; dort mieux et rêve moins qu'auparavant. — 10 juillet : 0 gr. 80; — 20 juillet : 0 gr. 90 ; — 26 juillet : un gramme ; — 1er août : 1 gr. 10 ; — 10 août : 1 gr. 20 ; poids, 59 kilogr. ; — 1er septembre : 1 gr. 30 ; — 17 sept. : 1 gr. 40 ; — 25 septembre 1 gr. 50 ; (15 dragées). — 7 octobre : 59 kilogr. — En 1873, 86 accès et 67 vertiges.

Du 1er mai au 30 septembre 1873 . . [illegible] accès et 27 vertiges.
Du 1er mai au 30 septembre 1874 . . [illegible] accès et 10 vertiges.

Nous avons, chez cette malade, une amélioration portant à la fois sur les accès et sur les vertiges. Chez elle, de même que chez la plupart des autres, on a constaté une augmentation de poids depuis qu'elle prend du bromure de camphre (1).

Observation XX. — *Convulsions dans l'enfance. — Arrêt de développement consécutif. — Premier accès à 9 ans. — Marche de la maladie. — Traitement par le bromure de camphre : diminution remarquable des accès et des vertiges.* Fouill.... (Marthe J.), âgée de 12 ans, est entrée à la Salpêtrière, service de M. Charcot), le 12 novembre 1870. C'est une enfant naturelle, aussi n'avons-nous pu obtenir de son père nourricier que des renseignements assez vagues.

Elle avait eu, à 6 mois, des convulsions qui ont persisté durant trois semaines et ont eu pour conséquence un arrêt de développement : à trois ans, elle n'avait que deux dents et elle n'a marché qu'à plus de trois ans. Sa santé est ensuite devenue meilleure. F... allait à l'école, apprenait assez bien, elle était très-douce et ne paraissait pas nerveuse.

(1) Les renseignements relatifs aux modifications du poids sont encore trop peu nombreux et trop incertains pour que nous en tirions aucune conséquence.

En 1871, durant la bataille des sept jours, comme elle traversait la rue de l'Arbre-Sec avec sa tante, on a voulu les arrêter sous prétexte de fabriquer des sacs pour les barricades. Bien que cet accident n'ait pas eu de suites, l'enfant fut vivement impressionnée. Deux ou trois jours après, elle se mit à trembler et quatre ou cinq mois plus tard elle fut prise dans la rue d'un premier accès. Le second survint au bout d'un mois. Enfin, depuis cette époque, les accès se sont succédé à intervalles de plus en plus rapprochés, de telle sorte que, en 1873, elle a eu 78 accès et 1850 vertiges.

*Traitement.* — 1er mai : 2 pilules de 0 gr. 05 de bromure de camphre. — 6 mai : 15 centigr. — 10 mai : 20 centigr. — 16 mai : 0 gr. 30. — 6 juin : 0 gr. 40. — 15 juin : 0 gr. 50. Poids 32 kilogrammes. — 10 juillet : 6 dragées de 0 gr. 10, soit 0 gr. 60. — On est frappé de la diminution des vertiges. — 25 juillet : 0 gr. 70. — 10 août : 0 gr. 80. Poids 33 kilogr. — 17 septembre : 0 gr. 90. — 25 septembre : 1 gr. en 10 dragées. — 7 octobre : poids 34 kilogr. 500.

Cette enfant a très-bien supporté le médicament. Elle n'a jamais éprouvé le moindre trouble du côté des voies digestives. Elle est très-calme, facile à conduire. — Sa santé générale est excellente. Tandis que du 1er mai au 30 septembre 1873, elle avait eu 35 accès et 871 vertiges, elle n'a eu durant la période correspondante de 1874, pendant laquelle elle a été soumise au traitement par le bromure de camphre, que 18 accès et 246 vertiges. Ces chiffres indiquent une amélioration incontestable, aussi continuera-t-on le traitement en élevant la dose.

OBSERVATION XXI. *Père alcoolique. — Grand'mère maternelle morte d'apoplexie. — Cousin épileptique. — Préoccupations pendant la grossesse. — Convulsions répétées. — Accidents bizarres probablement de nature épileptique : accès de colère. — Absences, cauchemars. — Premier accès à 13 ans. — Accès et étourdissements. — Bromure de potassium : diminution momentanée des accès ; augmentation des vertiges. — Bromure de camphre : diminution des accès et surtout des vertiges.* — Berthe O..., âgée de 19 ans, est entrée le 3 décembre 1872 à la Salpêtrière (service de M. CHARCOT).

*Renseignements fournis par sa mère* : Père, excès de boisson ; mort en 1870 à la suite des violences exercées sur lui par les Prussiens. (Son père et sa mère, morts dans un âge avancé, auraient fait des excès de boisson). — Mère, bien portante. (Père mort à 75 ans, coléreux ; — mère morte à 70 ans d'une attaque d'apoplexie foudroyante.) — Un cousin germain, qui était épileptique, a succombé aux progrès de cette maladie à l'âge de 20 ans. — Pas de consanguinité.

Un seul enfant, notre malade. La mère de Berthe a su la mort de son cousin alors qu'elle était enceinte de cinq mois, et, durant le reste de sa grossesse, elle fut sans cesse préoccupée de la crainte que son enfant ne devînt épileptique. De un an à 18 mois, Berthe a eu des convulsions à diverses reprises. Puis, elle fut atteinte du carreau et ne marcha qu'à trois ans et demi. Elle a parlé à 14 mois et a été propre de bonne heure. — Dentition tardive et défectueuse. — Croûtes dans les cheveux.

De 5 à 9 ans, Berthe fut sujette à des accès de colère ; elle battait sa grand'mère. — Reprise à 9 ans par sa mère, elle n'avait, à cette époque, ni étourdissements ni accès ; mais « elle ne ressemblait pas aux autres enfants, elle aimait à être seule et n'apprenait que difficilement. » Ni onanisme, ni affections vermineuses.

C'est à 13 ans que l'on a constaté le premier accès. Toutefois, il est probable qu'elle en avait déjà eu, car, souvent, on avait trouvé son lit en désordre et les draps déchirés. Dans le jour, il lui arrivait aussi de trouer ses habits avec les ongles, en quelque sorte sans qu'elle parût s'en douter. Quoi qu'il en soit, on ne connaît aucune cause occasionnelle. Plusieurs jours après le premier accès dont nous venons de parler, Berthe eut une espèce de crise semblable à un cauchemar : une nuit elle appela sa mère qui la vit assise sur son lit, l'effroi peint sur le visage et criant : « Je rêve ! Je rêve ! » Après le réveil tout cessa. De 5 à 13 ans, crises légères et rares. Pas d'incontinence nocturne d'urine.

Elle fut réglée facilement en juillet 1870. En août, étant à Rethel, alors qu'elle avait ses règles pour la seconde fois, elle éprouva une grande émotion à la vue d'un incendie (c'était pendant la guerre). De ce moment, les accès sont devenus de plus en plus fréquents ; elle en avait jusqu'à quatre dans un seul jour. Au début de ses accès, elle criait : « Maman ! Maman ! Je suis... » et l'accès éclatait avant qu'elle n'eût fini sa phrase. Pas de cri initial ; convulsions très-violentes ; écume non sanglante ; cyanose des lèvres ; pas d'évacuations involontaires ; sommeil consécutif ; pas de délire. Les accès, diurnes et nocturnes, se montrent surtout au moment des règles, aussi bien avant que pendant ou après.

Outre les accès, Berthe a des étourdissements. Ainsi, à table, elle devient tout à coup immobile et tâtonne comme si elle ne voyait plus clair. — Pas d'autres maladies que le mal caduc ; intelligence médiocrement développée. — Pas de palpitations ni de troubles gastriques. La mère s'est décidée à la placer, en raison de la répétition des accès. Pendant un an, elle a pris du bromure de potassium. Sous l'influence de cette médication, les accès se sont un peu éloignés durant six mois ; mais en revanche les étourdissements ont été plus nombreux.

*Traitement.* — 22 avril 1874 : Une pilule de 0 gr. 05 de bromure de camphre. — 2 mai : 0 gr. 10. — 7 mai : 0 gr. 15. — 10 mai : 0 gr. 20. — 16 mai ; 0 gr. 30. — 26 mai : 0 gr. 40. —

1er juin : 0 gr, 50. — 15 juin : 0 gr. 60. — 19 juin : poids 52 kilog. — Quand elle est pour avoir un accès, elle appelle la fille de service deux ou trois fois. On a le temps d'accourir pour l'empêcher de tomber. Il est impossible de savoir quels sont les symptômes qu'elle ressent et qui lui font appeler l'infirmière.

26 juillet : 10 dragées de bromure de camphre (1 gramme). — 1er août : 1 gr. 10 ; poids, 53 kilog. — 10 août : 1 gr. 20. 1er septembre : 1 gr. 30 ; poids, 52 kilog. — 17 septembre : 1 gr. 40. — 25 septembre : 1 gr. 50. 7 octobre : 53 kilog. — Le sommeil est excellent, non interrompu ; le teint est frais ; les fonctions digestives sont régulières. Le pouls est moins fréquent et, bien qu'on le compte quand la malade est debout, il reste à 60 ou 64. Pas d'acné.

Du 1er juin au 30 septembre 1873. . 12 accès et 26 vertiges.
Du 1er juin au 30 septembre 1874. . 6 accès et 11 vertiges.

On voit donc que les accès ont diminué de moitié et que les vertiges surtout sont bien moins nombreux.

Observation XXII. — Obs. inédite communiquée par M. le Dr Bourneville. Quen..., 38 ans. Epileptique depuis l'âge de 20 ans. Accès et étourdissements. — 22 octobre : 5 *capsules* de bromure de camphre. — 9 nov. : 8 *capsules*. — 21 nov. : 9 *capsules* jusqu'au 1er avril.

| | 1873 | | 1874 | | 1875 | |
|---|---|---|---|---|---|---|
| | Accès. | Vertiges | Accès. | Vertiges | Accès. | Vertiges |
| Novembre.... | 2 | 4 | 2 | 4 | | |
| Décembre.... | 5 | 1 | 3 | 2 | | |
| Janvier...... | | | 3 | 5 | 1 | 4 |
| Février...... | | | 4 | 8 | 3 | 4 |
| Mars....... | | | 1 | 4 | 2 | 2 |

Durée du traitement, cinq mois. — Dans les cinq mois de 1873-1874 correspondant au traitement, 15 accès et 22 vertiges ; dans les cinq mois de traitement, 11 accès et 16 vertiges.

Voici, d'après les observations qu'on vient de lire, ce que M. Bourneville a été amené à penser du bromure de camphre : Le bromure de camphre trouve une indication formelle dans le cas où les vertiges constituent toute la maladie. En ce qui concerne les accès eux-mêmes, les doses faibles que nous avons employées nous ont donné des résultats évidents, quoique moins accusés ; d'une façon générale, dans les cas relativement moins anciens le bromure de camphre, administré en dragées ou en capsules, a produit une diminution des accès.

*Dyspnée.*

Nous avons obtenu d'excellents effets du bromure de camphre chez un jeune homme auquel nous avions recommandé ce médicament, alors qu'il était à Lourcine, remplaçant un des externes de M. le D^r Fournier. Il a rédigé lui-même son observation, que nous donnons résumée.

Observation XXIII. — D. B. âgé de 23 ans. Antécédents héréditaires : Son père aurait éprouvé, à l'âge de 10 ans, les mêmes symptômes : dès sa jeunesse il était emphysémateux, et se trouvait dans l'impossibilité de gravir les escaliers sans une violente dyspnée. Souvent même, dans la nuit, il est réveillé par de fortes suffocations.

C'est à l'âge de 16 ans, que D. B. a éprouvé les premiers symptômes de l'affection dont il est ici question, affection essentiellement caractérisée par des dyspnées souvent répétées. Les accès de dyspnées arrivent périodiquement et subitement, surtout sous l'influence des saisons, des variations atmosphériques.

Lss excès de tous genres, les veilles prolongées, un travail appliqué, l'usage même immodéré du tabac, les émotions morales et la faim, occasionnent souvent, pour ne pas dire toujours le retour des accès qui surviennent aussi fréquemment après les repas. L'appréhension du retour du nouvel accès suffit pour en faire naître un. Dans cette circonstance l'accès s'annonce par des baillements répétés et incomplets.

Ces différents accès de dyspnée sont survenus périodiquement pendant toute une année. C'était à 11 heures du soir qu'ils arrivaient. Les *marches*, les *exercices* de *gymnastique*, d'*équitation*, les *ascensions* à différentes hauteurs n'ont jamais provoqué le retour de ces accès; bien au contraire : D. B. a toujours pu sans aucune fatigue se livrer pendant *la durée de son affection aux exercices les plus violents*. Lorsqu'un accès survient, la rencontre d'un camarade, la moindre distraction en un mot, et moins une marche *accélérée* le *ferait disparaître*. La durée de chaque accès est variable, depuis 3 minutes jusqu'à *une heure*. Cet état de choses a persisté jusqu'au mois de septembre 1874. D. B. avait à cette époque 22 ans. L'affection existait donc depuis 6 ans; jamais D. B. n'avait employé aucune médication.

Au mois de septembre 1874, il commence un traitement au bromure de camphre, 4 dragées le premier jour, 6 le second et ainsi pendant 8 jours jusqu'à 12 dragées par jour. A la suite de ce traitement, les accès ont disparu. Depuis, D. B. n'a eu que deux ou trois accès bien moins violents que ceux éprouvés l'année d'avant.

Nous avons conservé avec D. B. d'excellentes relations; il est convaincu qu'il nous doit sa guérison, cela nous paraît en effet très-probable, il serait en effet, difficile d'admettre que des accidents, datant de plus de six ans, eussent brusquement cessé, juste au moment où nous lui avons conseillé l'usage du bromure de camphre. Voici une autre observation recueillie dans le service de M. Potain qui montre l'action exercée par le Bromure de Camphre sur la respiration.

OBSERVATION XXIV. — *Symptômes de dyspnée intermittente et accès de suffocation liés au développement d'une pleurésie droite subaiguë presque latente; dilatation de l'aorte; guérison lente, après une thoracentèse.* — Marie L..., 60 ans. Cette femme est entrée le 5 septembre, souffrant depuis trois mois d'une oppression permanente, et depuis huit jours d'une bronchite aiguë; elle raconte qu'elle est d'un tempérament nerveux, qu'elle a eu des attaques d'hystérie dans sa jeunesse, mais que, depuis l'âge de 40 ans, elle n'a plus eu de manifestation nerveuse.

A son entrée, elle présente tous les signes d'une bronchite aiguë chez une emphysémateuse. Au bout de quelques jours, les symptômes de bronchite se calment (kermès et opium), mais il reste de la dyspnée, à forme asthmatique, et des accès d'étouffement fréquents.

*Examen à la fin de septembre.* — On constate, chez elle, l'absence de toute lésion pulmonaire susceptible d'expliquer l'oppression. Le cœur est également sain. L'aorte, en revanche est dilatée, et l'on entend un souffle au niveau du 2e espace intercostal droit. Il y a certainement là un début d'anévrysme, bien qu'il n'existe aucun battement ni soulèvement de la région. *On donne à la malade du bromure de camphre, à la dose de 40 centig. par jour.* Il y a un soulagement considérable : la dyspnée cesse, et les accès d'oppression ne se reproduisent plus. La malade, se croyant guérie, allait demander à sortir de l'hôpital, quand, vers le milieu d'octobre, elle fut prise un soir d'un violent accès de fièvre avec frissons et sueurs. L'examen de la poitrine ne fit percevoir aucune lésion appréciable; du reste, le lendemain, il n'y avait plus de fièvre, et le mieux continuait.

Huit jours après, vers le 22 octobre, un nouveau frisson, suivi de fièvre, se reproduisit; comme la dernière fois, le matin, on trouva le malade calme. Mais au bout de trois jours, nouveau frisson, suivi, le lendemain, d'un accès de fièvre analogue, à la même heure, avec un caractère intermittent très-accusé. On donne du sulfate de quinine qui fut sans effet. On constate alors, en auscultant la malade avec grand soin, l'existence d'un épanchement thoracique droit, occupant le quart inférieur du poumon droit (matité, perte des vibrations thoraciques, absence de murmure vésiculaire, légère modification de la voix, sans égophonie franche). Les jours suivants, la fièvre de nouveau continue, à exacerbations vespérales : la dypsnée devint persistante, et l'épanchement augmente manifestement.

3 *novembre*. La matité est remontée en arrière jusqu'à la moitié de la fosse sous-épineuse. Les vibrations thoraciques s'arrêtent à ce niveau : il n'y a pas de souffle, mais suppression du murmure vésiculaire ; très-léger degré d'égophonie. Au point de la limite supérieure de la matité, la respiration est rude, et l'expiration un peu soufflante, mais sans timbre aigu. On pratique la ponction : il sort environ 1 litre de liquide citrin foncé. Vers la fin de l'opération, la malade est prise d'un accès de suffocation, et elle se plaint d'une douleur extrêmement vive ; il sort en même temps quelques gouttes de liquide sanglant. Malgré cela, aucun accident ne survint après l'opération : la douleur cesse au bout de deux heures, et la malade quoique ayant la fièvre, est, le soir, plus calme. On entend une respiration soufflante et des râles presque jusqu'en bas.

7. L'épanchement s'est un peu reproduit : la malade est plus calme cependant et souffre peu. La matité remonte à l'angle de l'omoplate et on entend très-nettement le souffle et l'égophonie. En avant le bruit skodique persiste sous la clavicule. Mais, par le fait, l'épanchement ne remonte pas jusqu'au niveau supérieur de la matité, car les vibrations thoraciques se suppriment seulement dans le quart inférieur.

10. L'épanchement reste à peu près stationnaire : la matité remonte à l'angle inférieur de l'omoplate. Souffle doux.

Badigeonnage iodé. — Bromure de camphre, — 0 gr. 40. L'épanchement se résorbe notablement : on n'entend plus de souffle que dans le quart inférieur. L'état général est beaucoup meilleur. Pas d'accès de suffocation.

1er *décembre*. La malade continue à être oppressée : il reste de la matité en bas et à droite, de l'obscurité de son. La mensuration donne 2 centimètres de rétraction du côté droit ; 36 centimètres au lieu de 38, à gauche. La respiration est faible partout : dans le tiers inférieur, il y a un peu de souffle dans un espace très-restreint. Vibrations pas complétement disparues, quoique diminuées à droite. Somme toute, il y a un peu d'épanchement, mais à peine. — 6. Les signes d'épanchement ne sont plus perceptibles, sauf un peu de dyspnée par intervalle. Le malade se trouve bien. *Exeat* le 19.

La dyspnée était liée à une pleurésie droite qui ne guérit qu'après une thoracentèse. La guérison fut lente, et il est évident que le bromure de camphre administré n'a apporté de soulagement à cette malade qu'en diminuant la dyspnée. Pendant un moment l'amélioration fut telle que la malade se crut guérie. Le bromure de camphre fut donné deux fois à cette malade pendant le cours de cette longue maladie. Deux fois les accès de suffocation cessèrent.

*Névralgie.*

Dans un cas de névralgie du trijumeau, M. Desnos a obtenu de bons effets du bromure de camphre. Voici la note qu'il a eu l'obligeance de nous communiquer sur cette malade;

Observation XXV. — Salle Sainte-Geneviève, n° 6, hôpital de la Pitié, service de M. le Dr Desnos. La nommée X..., cuisinière, entrée à l'hôpital, avec les phénomènes les plus graves de chloro-anémie, sans autre cause appréciable que sa profession, était en proie en outre à une névralgie des plus intenses de la branche du trijumeau du côté gauche et de l'occipital. Tous les points douloureux classiques étaient retrouvés à la pression. Un traitement ferrugineux fut institué au moyen de sous-carbonate de fer mélangé de rhubarbe. Ce traitement continué assez longtemps, ne donne aucun résultat appréciable. M. Desnos crut alors devoir employer le koumys qui agit assez favorablement sur l'état général de la malade mais ne modifie en rien les douleurs névralgiques. Les accès douloureux étaients violents, sans périodicité, et entraînaient une insomnie complète. Le sulfate de quinine, l'opium, et les pilules de Méglin à la dose de 6 par jour furent inutilement employés pendant un temps assez long.

C'est alors que M. le Dr Desnos, voyant l'inutilité de tous ces traitements eut recours aux dragées de *bromure de camphre* 0,10 cent. La dose fut de 2 dragées le 1er jour et on augmenta de 2 dragées par jour jusqu'à 10 dans les 14 heures : 5 le matin et 5 le soir. Dès le second jour, la malade éprouva une amélioration sensible, le cinquième jour, lorsque la dose fut de dix dragées, les douleurs disparurent complétement. Ces traitements furent continués pendant quelques jours, et la malade sortit quelque temps après avec sa chlorose améliorée et sans que les douleurs névralgiques aient reparu.

Malgré le succès fourni par le bromure de camphre chez cette malade, nous ne pouvons rien inférer de ce qu'il est capable de donner dans les névralgies. C'est là une étude à faire.

*Pollutions nocturnes. — Maladies du cœur.*

Le bromure du camphre a été encore administré dans le service de M. Vulpian, dans un cas de pollutions nocturnes ; nous avons pu voir le malade qui n'a pas été absolument guéri, mais a été beaucoup amélioré. Nous avons obtenu des résultats moins satisfaisants chez un malade observé dans le service de M. Lorain. Dans les maladies du cœur, il semble que l'oppression diminue; c'est là un fait qui ressort d'ailleurs des observations multipliées que nous avons rapportées plus haut.

### *Affections des organes génito-urinaires.*

Le bromure de camphre a produit de bons effets dans les maladies des voies génito-urinaires. M. Dujardin-Beaumetz l'avait déjà constaté, mais il attribue tout le bénéfice qu'on obtient de cette médication au camphre seul, sans préciser les motifs qui ont dicté son opinion. Dans les deux observations si remarquables de MM. Desnos et Siredey, on ne saurait nier l'influence du bromure de camphre sur l'amélioration obtenue.

OBSERVATION XXVI. — *Phlegmasie péri-utérine. — Ténesme vésical et anal. — Mictions très-fréquentes. — Modifications remarquables du ténesme et de la miction par l'emploi des capsules de bromure de camphre.* — (Observation communiquée par M. SIREDEY, médecin de l'hôpital Lariboisière). — R... (Léonie), 30 ans, entrée salle Sainte-Geneviève, 22, le 16 septembre pour une phlegmasie péri-utérine caractérisée par une tumeur située d'abord entre la vessie et l'utérus, tombant dans le vagin et qui s'est élevée plus tard jusqu'à l'ombilic où elle s'est ouverte.

Cette tumeur inflammatoire finit par envahir et englober la vessie, d'où ténesme vésical, mictions fréquentes, extrêmement douloureuses et plus tard ouverture du foyer dans la vessie. En ce moment (23 octobre) le ténesme vésical était insupportable et la malade urinait jusqu'à 28 fois dans une nuit.

Les vésicatoires, les cataplasmes, les lavements laudanisés et camphrés, les suppositoires belladonés, restaient sans effet. Je prescrivis alors *huit capsules de bromure de camphre* (Dr Clin), et bientôt il n'y eut plus que dix à douze mictions. Par conséquent un soulagement notable fut obtenu par le bromure de camphre.

Malheureusement, sous l'influence de nouvelles poussées inflammatoires, les ténesmes vésical et anal reparurent plusieurs fois, et pendant longtemps (plus de deux mois), le bromure de camphre fut administré à la malade.

Malgré les circonstances défavorables où ce médicament a été administré (abcès péri-utérin ouvert dans la vessie, impossibilité à celle-ci, qui est englobée dans la tumeur, de se laisser distendre par l'urine qui, par conséquent, doit être expulsée à chaque instant), le bromure de camphre nous a paru diminuer sensiblement le ténesme.

Ce qui nous confirme dans cette opinion, c'est que le bromure de camphre étant venu à manquer, les envies d'uriner ont encore été plus fréquentes et plus douloureuses, et qu'une amélioration relative a été accusée par la malade quand l'usage de ce médicament a été repris.

Nous ajouterons toutefois qu'à la fin de notre expérimentation, qui a duré plus de deux mois, les effets sédatifs du bromure de camphre ont été moins prononcés qu'au début. Mais cela ne tenait-il pas non plus à la marche envahissante de la phlegmasie péri-utérine, qui a fini par s'étendre en avant de la vessie, de manière à ne lui plus permettre de garder que quelques gouttes d'urine, dans l'impossibilité où elle se trouvait de se dilater ?

OBSERVATION XXVII.— *Troubles nerveux de la vessie.* —(Obs. communiquée par M. le Dr DESNOS.) — Hôpital de la Pitié. service du Dr Desnos (observation recueillie par M. LEDOUX).

Le nommé C... (Jean-François), âgé de 42 ans, courtier en bouchons, entré le 20 février 1875, salle Sainte-Marthe. Sorti le 17 avril.

Cet homme est entré à l'hôpital avec d'assez fortes douleurs de la région hypogastrique s'irradiant vers le testicule. Ces douleurs sont exagérées par la marche, les mouvements et le contact de l'urine avec la muqueuse vésicale. Les envies d'uriner sont très-fréquentes, peu abondantes, redoutées du malade qui ne les satisfait qu'au prix des plus vives souffrances. Les urines sont rendues en quantité normale, ne contiennent pas d'albumine et laissent déposer au fond du vase une quantité notable d'urates. Ces douleurs remontent à trois mois, dit le malade. A cette époque, il eut des frissons, de la fièvre et dut cesser son travail; il entra alors à l'hôpital.

*Etat actuel* : Il a peu d'appétit. La langue est blanchâtre. Le pouls est petit et fréquent. Le malade tousse un peu, expectore quelques crachats de bronchite. — Percussion : Signes négatifs. — Auscultation du poumon : Râles sous-crépitants et sibilants, peu nombreux, entendus en avant et en arrière dans toute l'étendue des poumons. — Auscultation du cœur : Léger bruit de souffle au premier temps et à la pointe. Le malade n'a jamais eu de rhumatisme franchement caractérisé, bien qu'il ait ressenti quelques douleurs dans les membres et les articulations. Il éprouve quelquefois des palpitations. Il y a vingt ans, lorsqu'il était soldat, on lui a fait appliquer des ventouses pour des battements de cœur. Il éprouva aussi à cette époque des douleurs qu'il rapproche de celles qu'il ressent aujourd'hui, accompagnées de fièvre et de frissons. Il fut envoyé à l'infirmerie et réformé comme atteint de maladie cardiaque et de maladie de vessie. Il avait été sondé par le chirurgien qui ne trouva rien dans la vessie. Depuis cette époque, il s'est toujours bien porté, c'est d'ailleurs un homme sobre qui parait n'avoir point fait d'excès ni avoir eu la syphilis.

Les *troubles de l'appareil génito-urinaire* doivent être attribués bien plus à des troubles nerveux qu'à un véritable catarrhe de la vessie. Sa bronchite est due à une grippe qu'explique facilement l'épidémie actuelle. Quant au bruit de souffle révélant une affection mitrale (rétrécissement), cette affection ne donnant lieu à aucun trouble notable, il n'y a pas lieu de s'en préoccuper dans le traitement et de diriger le traitement en vue d'améliorer la grippe et l'affection génito-urinaire. — Prescription : 1° Eau de Sedlitz ; 2° julep diacode.

26 *février*. Le malade a été plusieurs fois à la selle après sa dernière purgation ; cependant il est toujours constipé, il a des sueurs nocturnes très-abondantes. Sa toux a presque entièrement disparu, mais les douleurs vésicales persistent.

1er *mars*. Suppression du julep diacode, remplacé par dragées de bromure de camphre de 10 centigrammes, une ou deux par jour et on augmentera le nombre jusqu'à six. Rhubarbe 0,50.

15. Le malade a de nouveau des symptômes très-nets ; de plus il a une angine, peut-être par propagation à la suite d'une fluxion de la joue gauche ; il a de l'anorexie, une soif vive, de la céphalalgie, de la fièvre. Traitement : eau de Sedlitz.

20. Symptômes d'embarras gastrique définitivement disparus l'appétit revient ; le malade est seulement fort affaibli : les douleurs vésicales persistent.

1er *avril*. Traitement : Bromure de camph. en dragées jusqu'à cinq par jour. — 5. Le malade se sent fort amélioré quoique toujours très-faible. Les douleurs sont moindres ; l'appétit est bon. — 10 Le malade se lève ; les douleurs ont presque disparu.

17. Le malade sort. Des trois affections qu'il présentait à son entrée, une seule persiste sans amélioration, c'est l'affection cardiaque, qui ne réclame que des soins hygiéniques et prophylactiques. La miction se fait normalement. Les douleurs vésicales paraissent être presque complètement dissipées. Le malade ressent bien parfois quelques élancements douloureux, mais on ne peut pas comparer ces douleurs fugitives aux douleurs tenaces que le malade accusait à son entrée à l'hôpital.

M. le Dr Lannelongue, chirurgien des hôpitaux, a fait prendre du bromure de camphre à un grand nombre de malades. Toutes les affections des organes génito-urinaires ne sont point également influencées par l'usage du bromure de camphre. Il était donc important de déterminer quels étaient les cas où ce médicament était indiqué. Des recherches multipliées, entreprises dans ce sens par ce chirurgien distingué, lui ont permis d'arriver à quelques conclusions ; c'est à son obligeance que nous devons de pouvoir les publier dans notre thèse.

« Dans les cystites du col l'action du bromure de camphre, dit M. Lannelongue, se produit assez rapidement : 1o Lorsque les cystites sont douloureuses, et que la douleur n'est sous la dépendance d'aucune altération organique (cystite névralgique). — 2° Dans les cystites du col d'origine congestive, liées à une altération vasculaire du col provoquée sous l'influence de causes multiples. Si le catarrhe vésical s'ajoute à la cystite, les effets sont à peu près nuls. — 3o Ils sont plus marqués lorsque le catarrhe est léger, de même lorsqu'une prostatite plus ou moins aiguë s'ajoute à la cystite du col. »

Nous croyons avoir mentionné tous les faits importants publiés sur la question qui nous occupe. L'Italie, l'Angleterre et l'Amérique nous en ont fourni quelques-uns ; mais, c'est en France que les travaux sur cette question ont été entrepris avec le plus d'activité ; c'est d'après les travaux français que nous avons cherché à nous faire une opinion et à tirer des conclusions du travail que nous avons entrepris.

## CHAPITRE IV.

### Mode d'Administration. — Doses.

Le bromure de camphre a été administré à doses variant de 0 gr. 40 à 4 grammes. Nous l'avons nous-même essayé à cette dernière dose. Nous engageons ceux qui voudront entreprendre des recherches pour savoir quelle est la dose maximum à laquelle on peut atteindre à se servir du thermomètre, et à cesser dès qu'il descendra au-dessous de la température normale. Il est bon aussi de fractionner les doses. Deneffe, Hammond suivent cette méthode ; mais nous croyons qu'ils l'ont exagérée. Dans le service de M. Charcot, les malades prennent les capsules ou les dragées de bromure de camphre en 1 fois si la dose ne dépasse pas 40 cent., en 2 fois lorsqu'elle varie de 0 gr. 40 à 1 gr. ; en 3 fois, au-delà de cette dose.

L'action du médicament est toujours plus manifeste dès les premiers jours qu'on y soumet le malade. Je crois que l'on pourrait tirer quelques avantages en suspendant de temps en temps le traitement pour le reprendre un peu plus tard.

M. le Dr Bourneville a employé la méthode sous-cutanée dans quelques cas, assez rares. Voici sa formule : Monobromure de camphre, 3 gr.; alcool, 25; glycér., 22.

Il n'a jamais eu d'accidents chez ces malades ; mais il est bon de surveiller les piqûres et de n'introduire qu'une petite quantité de la solution à chaque piqûre.

Deneffe l'emploie sous forme pilulaire. Hammond également ; mais leurs mémoires ne contiennent pas de formules. L'important, dans les préparations pharmaceutiques, c'est que l'enveloppe du médicament puisse se dissoudre facilement dans l'estomac. Quelques préparations (pilules trop denses) ont été retrouvées dans les selles des malades sans avoir subi d'altération. Sans doute, certains malades sont sujets à caution et peuvent se débarrasser d'un médicament qui leur déplaît, en le jetant en allant à la garde-robe; aussi, ai-je cru devoir signaler le fait. On peut recourir à des pilules ainsi composées : Bromure de camphre, 0 gr. 10; gomme et sucres, Q. S.

Les préparations qui ont été prescrites dans les hôpitaux consistent en *dragées* de 10 centigrammes et en *capsules* de 20 centigrammes. (Formules du Dr Clin.) Ce sont toujours ces préparations qui ont été employées chez les malades dont nous avons publié l'histoire. On peut les employer indistinctement. Toutefois, lorsque l'on arrive à donner plus d'un gramme, il vaut mieux recourir aux *capsules* qui renferment chacune 0 gr. 20 centigrammes de bromure de camphre.

## CONCLUSIONS.

La bromure de camphre, entre les mains de MM. les Drs Deneffe, Lawson, Hammond, Charcot, Bourneville, Desnos, Potain, Siredey, Tommasi, Lorain, Vulpian, Raymond, Lannelongue, Mathieu, etc., a donné des résultats encourageants. Les malades présentant ces accidents si divers, qui sont causés par ce que l'on est convenu d'appeler des névroses, sont évidemment ceux qui ont obtenu de ce médicament les bénéfices les plus marqués. Toutefois, les faits qui précèdent montrent les avantages qu'on peut retirer du Bromure de Camphre dans des affections très-diverses (*dyspnée*, *Affections du cœur*, *troubles nerveux des organes génito-urinaires*), avantages en rapport avec les données physiologiques. Sans doute de nouvelles recherches sont nécessaires pour être fixé sur sa valeur thérapeutique d'une manière définitive. Nous espérons qu'elles seront faites et que, dans un avenir prochain, connaissant mieux les indications et contre-indications de son emploi, son efficacité sera de moins en moins contestée.

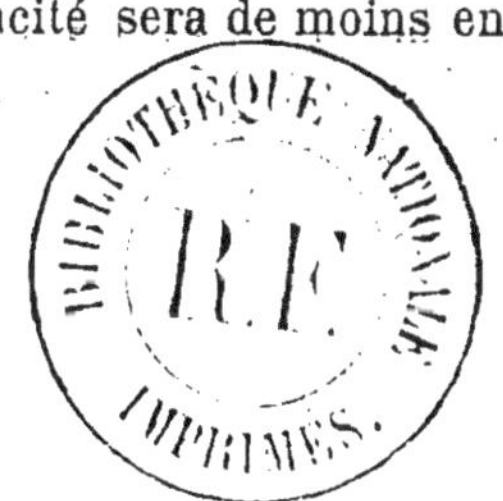

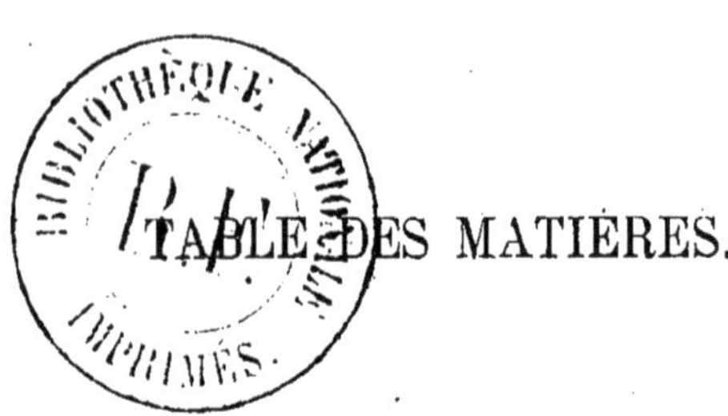

# TABLE DES MATIÈRES.




VERSAILLES.— IMPRIMERIE CERF ET FILS, 59, RUE DU PLESSIS.

99

www.ingramcontent.com/pod-product-compliance
Ingram Content Group UK Ltd.
Pitfield, Milton Keynes, MK11 3LW, UK
UKHW022141170726
13837UKWH00004B/1709